妙智养生功

——二十四节气养生法

朱立军 著

内蒙古出版集团

内蒙古人民出版社

图书在版编目（CIP）数据

妙智养生功/朱立军著. －呼和浩特：内蒙古人民
出版社,2015.9
ISBN 978－7－204－13602－5

Ⅰ.①道… Ⅱ.①朱… Ⅲ.①养生（中医）－基
本知识 Ⅳ.①R212

中国版本图书馆 CIP 数据核字（2015）第 220005 号

妙智养生功

作　　者	朱立军	
策　　划	郭　刚	
责任编辑	晓　峰	
封面设计	李　琳	
出版发行	内蒙古人民出版社	
地　　址	呼和浩特市新城区中山东路 8 号波士名人国际 B 座 5 楼	
网　　址	http://www.nmgrmcbs.com	
印　　刷	内蒙古北方印务有限公司	
开　　本	710mm×1000mm　1/16	
印　　张	13.25	
字　　数	230 千	
版　　次	2016 年 1 月第 1 版	
印　　次	2016 年 1 月第 1 次印刷	
印　　数	1－4000 册	
书　　号	ISBN 978－7－204－13602－5/G·2886	
定　　价	36.00 元	

如发现印装质量问题,请与我社联系。联系电话:(0471)3946120　3946173

妙智养生功

写仁然

弘扬民族养生文化

增强人民健康体质

为朱主笔晓彤作

付梓别服态

任亚平

二〇一五年1月十四日

目　录

序言 ……………………………………………… （1）

妙智养生功要义 ………………………………… （1）

一、立春养生 …………………………………… （2）

二、雨水养生 …………………………………… （7）

三、惊蛰养生 …………………………………… （14）

四、春分养生 …………………………………… （21）

五、清明养生 …………………………………… （27）

六、谷雨养生 …………………………………… （34）

七、立夏养生 …………………………………… （45）

八、小满养生 …………………………………… （52）

九、芒种养生 …………………………………… （60）

十、夏至养生 …………………………………… （68）

十一、小暑养生 ………………………………… （75）

十二、大暑养生 ………………………………… （85）

十三、立秋养生 ………………………………… （91）

十四、处暑养生 ………………………………… （98）

十五、白露养生 ………………………………… （105）

十六、秋分养生 ………………………………… （115）

十七、寒露养生 ………………………………… （124）

十八、霜降养生 ………………………………… （136）

十九、立冬养生 ………………………………… （143）

1

妙智養生功

MIAOZHI YANGSHENG GONG

二十、小雪养生 ································· （154）

二十一、大雪养生 ······························· （162）

二十二、冬至养生 ······························· （169）

二十三、小寒养生 ······························· （175）

二十四、大寒养生 ······························· （185）

结束语 ···································· （193）

序　言

朱立军先生,是中国武术协会常务理事,内蒙古武术协会主席,管理学博士,北京邮电大学客座教授。他1953年9月出生于内蒙古赤峰市,1970年3月参加邮电工作,曾经担任过巴林右旗邮电局长,呼伦贝尔盟邮电局长,内蒙古邮电管理局副局长,还担任过广西电信总经理,山西电信总经理,中国网络通信集团有限公司副总裁,中国联合网络通信有限公司副总裁,第十届全国人大代表。"妙智"是朱立军先生的笔名,他不仅是内蒙古自治区的优秀管理人才,也是内蒙古自治区武术界的一代宗师。他自幼习武(8岁),对内家拳外家拳研究颇深。他以弘扬民族文化为己任,不仅通过授徒传艺继承并发扬了传统武术文化,而且汇集各门各派的精华,创造了一套内外合一,意形相融,刚柔相济,气力贯通的"妙智拳法",既弘扬了武术防身与技击的艺术特点,又融入了养生健身的内涵,使武术这支民族文化的瑰宝又增添了新的光辉。为了让更多的人了解养生知识,懂得养生技巧,并能够通过修复和增强自我恢复能力的有效方法,实现减少疾病,健康长寿的目的。他根据自己对自然养生,中医养生,饮食养生,运动养生以及对佛,道,儒家心法养生知识的理解和实践,编创了一套《妙智养生功—二十四节气养生法》。这套功法包含有"经络疏通法"、"饮食调理法"、"妙智养生功法"。这是根据宇宙间四时气候变化对身体的影响,节气变化对应人体五脏六腑的影响,经络血脉对应人体脏腑的影响,人的后天之气与先天之气对人体能量的影响等等,汇集而成。书中提到的饮食调理法都是从民间搜集的实用方法;经络疏通法主要来自《内径》理论及中医的理疗,按摩,拍打手法,也有佛、道养生功法中的疏筋理脉法;书中的妙智养生功法主要以《易筋经》、《洗髓经》为

1

妙智養生功

MIAOZHI YANGSHENG GONG

纲领,融合了老子的筑基功法,道家的无极功法,以及大雁气功、八段锦、六字诀等民间较普及的养生功法。俗话说"筋长一寸,延寿十年",《易筋经》提供的方法就是:通过呼吸,理通经络,增强能量,实现内壮;通过疏筋,增强筋骨的润性和强度,实现外壮;坐禅修心则是修造生命的上乘功法。《洗髓经》所展现的就是以禅修为主的修心功法。"人"只要保持一颗清净的心、善良的心、感恩的心,就能消除一切杂念,消除一切烦恼,消除一切欲望,从而创造出更多的有利于健康的生命物质,实现健康长寿的愿望。

　　衷心希望此功法能为养生爱好者带来兴趣,能为民众的生命健康带来福音,能为民族的养生健身事业做出贡献。

高小军

二〇一五年十月二十二日

妙智养生功要义

习"妙智养生功"应以清虚为本，身体自然为功，意在使阴阳动静之机与五行生克之意蕴含其中，配以肢体动作导引屈伸，达到舒筋理脉、平衡阴阳之效，即顺乎宇宙自然之理，又合乎道法虚无之妙，从而使身心臻于致中致和之圣域。

凡习练者欲得其真，必先修其德行，炼其心性，得其招式，明其理法，行持无间，方能证其功用。

"妙智养生功"是顺应二十四节气变化，按照人体经络走向和气血运行规律进行导引疏通，驱逐百窍之阴邪，涤荡五脏六腑之浊秽，以局部带动整体进行系统调理的功法。习练此功，简便易行，只要有方寸之地，每日须30分钟，坚持不懈，即可固本培元，祛除病痛，达到延年益寿之功效。

习练"妙智养生功"应把握好以下要点：

一、松、静、空、定四"要诀"是修炼养生功法的核心要求。

松，即松而不僵之意。这里所说的松，即指身体要放松（五脏六腑要放松，筋骨皮肉要放松，四肢百骸要放松），心情要放松（精神要放松，思想要放松）只有身心完全放松，才更符合大道自然的科学法则；才真正有助于经脉气血的流注；才更加有利于清气升，浊气降的自然规律。只有身心的放松，才能达到人体自然和谐的生理状态，因而练功者的大脑皮质之高级神经系统才会出现轻松舒畅的感觉，人的头脑更清醒；精神更旺盛；功效更显著。

静，即心神要静而不乱。心是人身之主宰，练功必须从炼心开始，而炼心的基础就是"静"。心静则神怡，心散则神散，精神散则气血会妄动。因此，心不静，身之五官百骸皆为情欲所役，运不能使清浊分，定不能使阴阳和，是以养身莫先于养心，养心莫妙于素定。可见，"静"是千门万法之修炼的枢机。古人云："心乱则百病生，心静则百病息""性静者多寿"。《太上老君说常清静经》曰："清者浊之源，动者静之基。人能常清静，天地悉皆归。"所以，修养身心必须做到心神要静，心静则息调，息调则四体安舒。

空，即消除一切杂念达到虚无状态。人只有在消除一切杂念，消除一切欲望的状态下，才能保持一颗清静的心。司马承祯说："心者，一身之王，百神之师。"习练"妙智养生功法，"尤其是功法中的坐功，必须要心无杂念，一尘不染，凝神一志，万相皆空，才能意有所注，气有所归；才能更多的接收宇宙间致高频率的能量，洗涤身心的浊碍，消除体内的疾病；呈现出一片身体自然洽和之象。

定，即静而入定所达到的止观无我状态。定，主要针对练静功打坐而言，是在松、静、空的基础上进入无我无为境界，《洞古经》曰："无为则神归，神归则万物云寂。不动则气泯，气泯则万物无生。"只有专心静定，身如玉。才能慧心内照，澄其心止。静则生慧，动则生昏。大道智慧全凭静中得。深度入静入定，即可开慧增智。初定之时，如念头跳出来你能看见，且不理睬它，妄念就会自然转化掉。入定时无任何妄念，必有一种身心安逸、舒适、快乐的感觉，呼吸会变得缓、细、微，直至达到不觉的有呼吸存在的止观状态。同时，也要学会自在出定，即一想即出，使身心很快恢复到入定前的状态。只有身心无碍无障，才可以自由自在入定出定。禅定越高，定力越强，心念越细，呼吸越细，直至达到无我无为纯粹清虚的状态。

二、如何正确理解和把握意念导引。

导引是大部分内功修炼的基本手段和方法。导引分肢体导引和意念导引，肢体导引自然是以动作变化带动气血的运行，妙智养生功法中的很多动作都体现了肢体导引模式，而功法中的和神定气、握固思神、吸下呼上、河车搬运、倒涌清泉、返观内照、龙行虎奔、汲精补髓、返本还原、养婴入定等等都是意念导引。

意念导引与肢体导引是不可分割的，两者之间即是交互运动又是互为作用的。行功时加以相应的意识引导内气在经络血脉中升降运行，并通过意识的有效调节配合肢体的导引,这对于打通周身关窍会起到事半功倍的效果,但在实际修炼过程中,还须要口传心授,以掌握运用意识的火候,即不能过急,也不能过缓,只有顺其自然,精微体会,才能得其真谛,功夫倍增。

凡练功者,万不可盲目用意念导气过关,如操作不当,容易造成意念散乱,气血妄行。初学者,如无名师指点,只要不加意念,就应顺其自然;其气数缓急,以舒适为妙;须根除杂念,以静守为要;虽然时间会长一点,但日久功深,同样会功成圆满。正如古人所云:"如人涉远,以到为期,方便多门,归元路一。"总之,学功夫要勤学善悟,方能在修炼中得入正道。

三、"吐纳功法"之妙用。

"大道至简。"佛、道、儒家的养生之法,各有特点,虽然都有自己的修炼方法,但万法不离其宗,大致相同。初学者听起来很神秘,实际上很简单。吐纳之法,法简效宏,是养生功法中的重要组成部分,其根本目的就是通过吐纳,吐出脏腑之浊气,纳入宇宙之清气,达到吐故纳新之作用。我们在日常修炼中只须选择一种方法进行吐纳,日久天长,必能达到祛病延年的效果。在这里我介绍几种简单方法。

1. 哼、哈、嗨三字吐纳功。

"哼"字功。自然站立,舌抵上颚,微闭双唇,以鼻将外部清新空气徐徐吸入体内。吸气时应尽量做到柔、缓、匀、长,将清新之气吸入小腹,即下丹田,此时小腹缓缓外鼓,待吸满后,略停,接着口中默念"哼"字,以口鼻将体内上焦之浊气徐徐吐出;吐气务必要吐尽,吐纳三口,默念三次"哼"字,接做下势。

"哈"字功。体势不变,舌抵上颚,微闭双唇,以鼻将外部清新空气徐徐吸入体内。吸气时应尽量做到柔、缓、匀、长,将清新之气吸入小腹,即下丹田,此时小腹缓缓外鼓,待吸满后,略停,接着口中默念"哈"字,以口鼻将体内中焦之浊气徐徐吐出;吐气务必要吐尽,吐纳三口,默念三次"哈"字,接做下势。

"嗨"字功。体势不变,舌抵上颚,微闭双唇,以鼻将外部清新空气徐徐吸入体内。吸气时应尽量做到柔、缓、匀、长,将清新之气吸入小腹,即下丹田,此时小腹缓缓外鼓,待吸满后,略停,接着口中默念"嗨"字,以口鼻将体内下焦之浊气徐徐吐出;吐气务必要吐尽,吐纳三口,默念三次"嗨"字,收势。

注意,练吐纳之功,必须重视呼吸要领,吸时气随意念下注丹田,呼时以意领气放出窍外,呼吸皆须心息相依,只要浊气排尽,轻清之气就自然会布满全身。同时,念字时不要发出声音,发音以自己听不到息声为得法。每天早晨行功前练吐纳功最佳,一日三次更好。

2. "六字秘诀"吐纳功。

"六字秘诀"是指"嘘、呵、呼、呬、吹、嘻"六个字。练功要领:身体直立,内视丹田,舌抵上颚,轻合嘴唇,两腋虚空,含胸拔背,两膝微屈,全身放松。呼吸方法采用腹式顺势呼吸法,以鼻将外部清新空气徐徐自然吸入体内,贯入小腹,即下丹田,此时小腹缓缓外鼓,待吸满后,略停,接着口中依次默念"六字秘诀"中的每个字,同时小腹缓缓内收,以口鼻将六字对应的体内肝、心、脾、肺、肾、三焦之浊气徐徐吐出,补气扶正,促进经络运行,依次序,每个字读三遍,吐纳三口,读字时再配和相应的动作,效果更佳。具体方法如下:

"嘘"(xu)字功平肝气。读嘘字时,嘴微合,嘴角横绷,舌平放。双掌内外劳宫穴相叠,左手在下,右手在上,按在关元穴(丹田)处,两眼反观内视,以鼻徐徐吸足一口气,略停,再读"嘘"字,以口鼻呼气,同时两眼睁圆,意想肝脏之火从眼中放出,体内之气尽量呼尽,反复做三次,收式还原,转做下势。

"呵"(ke)字功补心气。读呵字时,口半张,舌平放,下颏放松。两臂从体前徐徐向两侧抬起,手心向下待腕与肩平时,以肘为轴使小臂外旋,转成手心向上、向前搂至头顶上方,两劳宫穴斜对膻中,同时以鼻徐徐吸足一口气,略停,再读"呵"字,以口鼻呼气,接着,再以鼻吸气,双手同时沿任脉下行至丹田,再徐徐向两侧抬起,手心向下待腕与肩平时,以肘为轴使小臂外旋,转成手心向上、向前搂至头顶上方,两劳宫穴斜对膻中,略停,再读"呵"字,反复读三遍,收式还原,转做下势。

"呼"(hu)字功培脾气。读呼字时,撮口如管状,舌微上卷。两手从丹田沿任脉向上托至膻中,手心朝上,此时以鼻徐徐吸足一口气,略停,接着读呼字,同时右手内旋使掌心朝上举过头顶,左手下旋使掌心朝下压至大腿左侧,意想右手托着太阳,左手对着地下河,(此法不仅能调理脾胃,还可调理阴阳。)待气呼尽,再以鼻徐徐吸足一口气,同时右手下落,左手上提,在膻中穴交汇,略停,再读呼字,同时左手内旋使掌心朝上举过头顶,右手下旋使掌心朝下压至大腿右侧,意想左手托着太阳,右手对着地下河,此谓一遍,反复做三遍,收式还原,转做下势。

"呬"(xia)字功补肺气。读呬字时,开口张腭舌尖轻抵下腭。两手从丹田沿任脉向上托至膻中,手心朝上,同时以鼻徐徐吸足一口气,略停,接着读呬字,双手外旋由胸向两侧横掌分推至双臂伸直后转成立掌,掌心朝外,如雄鹰展翅,待气呼尽,再以鼻吸气,同时,双臂从两侧自然下落到丹田处再上托至膻中,略停,再读呬字,双掌向两侧横掌分推至双臂伸直后转成立掌,反复做三遍,收式还原,转做下势。

"吹"(chui)字功补肾气。读吹字时,噘口,嘴角微向后咧,舌尖微翘。将两手河谷提至两肾,再沿着两肋上提到中脘至头顶上方,两劳宫朝斜下方,同时,以鼻徐徐吸足一口气,略停,接着读吹字,同时,双手掌心朝下,沿任脉向下落到双膝上,双腿弯曲成半蹲步,身体正直,膝不过足尖,足五趾抓地,引肾经之气从涌泉上升灌入两肾;接着,随吸气之势慢慢站起,两手自然叠放于丹田处,待气缓缓呼出,再重复做下一次,反复做三遍,收式还原,转做下势。

"嘻"(xi)字功补三焦。读嘻字时,两牙关微叩,舌尖微抵牙缝。双手掌心朝上,由丹田沿任脉上提到膻中穴时翻掌上托至额头上方,掌心朝前,同时,以鼻徐徐吸足一口气,略停,开始读嘻字,小腹随之内收,意想三焦之浊气随嘻字排出,使清轻之气通遍全身,待气呼尽,双掌向下缓缓落至丹田,再翻掌沿任脉上托举过头顶,同时徐徐吸足一口气,略停,再读嘻字;反复三遍,收式还原。

四、"呼吸要论"之诠真

呼吸之法,三教疏通,大可入道,小可养生。呼吸与吐纳有异:呼吸是吸下呼上,吐纳是吐出纳入;呼吸可和阴阳也可分清浊,吐纳可分清浊而不可和阴阳。妙智养生功法吐纳少,呼吸多。根据达摩祖师的易筋洗髓经之功理,呼吸有顺有逆,顺势腹式呼吸以运一身清气,逆势腹式呼吸以合两仪清气,在练功中的具体呼吸方法在图说中均有明示。在这里需要强调的是,呼吸均以鼻吸鼻呼,呼吸时一定要舌抵上腭,牙关轻叩,以自己听不到呼吸声为宜,吸时柔软入息,做到深、长、匀、缓,呼时轻轻放出,做到细、匀、缓、轻。切记呼吸不可粗大,粗大则气喘,其气必散,其火必炽。只有呼吸无声,才能出入绵绵,达到神息相依之功效。在达摩祖师的"易筋洗髓经"中留下很多秘传的"呼吸歌"及"练功要诀",我在这里节选几首供练功者学用。

1.呼吸(总诀)歌:

一吸通关,一呼灌顶;一屈一伸,一浊一清;

雷鸣地震,清浊攸分;一生一降,一阳一阴;

上下顺逆,阴阳交生;河车搬动,辘轳时行;

三百六五,运炼丹成。

总诀大意是:一吸可使真气顺任脉下降而通关,一呼可使真气沿督脉逆升冲泥丸而灌顶;在肢体运动的伸展中,通过呼吸可以厘分清浊之气;当出现脏腑气动排气的时候,清浊就会有序分开,清气升而浊气降;这一升一降,就可以使阴降而阳升,自然调节阴阳平衡;而上下顺逆的呼吸运动,又可使阴阳交互生发;如果能经常自然的实现任督二脉的小周天运转和卯酉周天运转,有一年的时间就可以有所成就了。

2.呼吸(次第)歌:

一呼水生,一吸火聚;再吸再呼,火腾水起;

三度交关,坎离相济;吸七呼七,周而复始;

二七十四,重复不已;三七二一,三复功毕;

九九八一,纯阳至极;运行三百,六十五气;

往来不穷,周天之纪;先吸后呼,达摩真谛;

图曰呼吸,俗语如此;导引内功,呼吸第一;

无多无少,不徐不疾;气不可凑,志不可移;

亦不可馁,无过不及;出入不闻,定气调息。

3.行功存想要诀:

黄庭上应泥丸宫,鹊桥间尾窍玲珑;

牙扣齿关舌抵腭,唇包口合喉漏空;

龙行虎奔眼耳送,通关灌顶意相从;

脏腑筋络随势走,关节孔窍气使通;

吸浊呼清回环转,上升下降顷刻逢;

九转丹成身入定,精足神完气盈充;

若有若无归圆觉,虚灵活泼满苍穹;

夹脊双关容易上,重楼气海皆崆洞;

绛宫腰肾随能透,天柱玉枕讵难冲;

神庭出入须仔细,脐下丹田是化工;

水火发生任督处,坎离交关头顶中;

意至气至针谁度,达摩心传造化功。

4. 胎息真诀:

夫炼胎息者,炼气、定心是也。常息于心轮,则不着万物。气若不定,禅亦空也。气若可定,则四体安舒,色身无病,禅道双安。修行之人,因不守心,元气失而不收,道岂能成矣。

古人云:气定则心定,气凝则心静,此乃大道之要,又名还丹是也。道人无诸挂念,一灵妙有,万象皆空,日日如斯,则名真定禅观,故三世贤圣,修行皆在此诀,此名为禅定双修是也。

5. 七言行功口诀:

定气凝神锁心猿,闭口塞兑目垂帘;心息相依意绵绵,

举踵正身势无斜。松为本体柔为用,动静合宜见天心;

无人无我亦无相,悟透玄机遍体空。炼精聚气更凝神,

洞彻阴阳炼灵根;识得太初先天本,遍寻世间少知音。

真意往来无间断,知而不守先真如;扭转气机返先天,

逆运乾坤识本心。须知无为生妙谛,也要有作为根基;

大道从来无文字,心法自古靠师传。

6. 七言定功口诀:

趺坐洗心绝尘缘,凝神一志守丹田;吐维细细纳为绵,

紧栓意马锁心猿。固守虚无养神气,一点圆明在灵宫。
气机升降归真土,积得团团坎离精;有无相生两不立,
练就至宝遍体春;意至气贯通百脉,千魔万怪一时休。
心不动念神气住,气归根蒂寿无穷;易筋练就金刚体,
洗髓功深通玄灵。气足神完心入定,体化纯阳身外身。
大道本来尽空寂,万缘俱捐处处春;三教一源只此中,
此中之外更无真。

五、采精华之法:

太阳之精,太阴之华,二气交融,化生万物。古人善采咽者,久久皆仙,其法秘密,世人莫知。即有知者,苦无坚志,且无恒心,是为虚负,居诸而成之者,少也。

凡行内炼者,自初功始,至于成功,以致终身,勿论闲忙,勿及外事。若采咽之功,苟无间断,则仙道不难于成。其所以采咽者,盖取阴阳精华,益我神志,俾凝滞渐消,清灵自长,万病不生,良友大益。

其法:日取于朔,谓与月初之交,其气方新,堪取日精。月取于望,谓金水盈满,其气正旺,堪取月华。

设朔望日有阴雨或值不暇,则取初二、初三、十六、十七,犹可凝神补取;若过此六日,则日昃月亏,虚而不足取也。

朔取日精,宜寅卯时,高处默对,调匀鼻息,细吸光华,合满一口,闭息凝神,细细咽下,以意送之,至于中宫是为一咽。如此七咽,静守片时,然后起行,任从酬应,毫无妨碍。

望取月华,亦准前法,于卯亥时,采吞七咽。此乃天地自然之利,惟有恒心者,乃能享用之;亦惟有信心者,乃能取用之。此为法中之一部大功,切勿忽误也。

注:(采太阳之精应在初一为好,天气或其他原因可顺延至初二、初三;采太阴之华应在十五,若天气或其他原因可顺延至十六、十七。只有下恒心坚持采咽,才会有丰硕的成果。)

二十四节气养生法

　　四时阴阳的变化,是万物生命的根本。唯圣人知道春夏养阳,秋冬养阴,只要遵从生命发展的规律,就能像万物一样在生、长、收、藏的生命过程中运动发展。

　　从立春开始,每十五天为一个节气,人体随着节气的变化也在不断地变化,因此顺应节气变化,采用不同的养生方法,更有利于排毒健体,达到延年益寿的目的(消除百病)。

一、立春养生

《内经》四气调神大论提到:"春三月,此谓发陈,天地俱生,万物以荣,夜卧早起,广步于庭,披发缓形,以使志生,生而勿杀,予而勿夺,赏而勿罚,此春气之应,养生之道也。"春三月有六个节气。

立春壮胆,百病不沾。此时万物萌发,人体毛孔初开,风邪容易乘虚而入,应提升内在阳气来护体。因春风吹动,肝气升发,容易克制脾胃之气,此时采用温内脏、养脾胃、通经络的方法护养胆阳之气是最佳方法。

立春养生的最佳方法有:

1. 经络疏通法

(1)敲内劳宫。每天早晚右手半握拳,打左手劳宫36次;左手再半握拳,打右手劳宫36次。可以增强大脑机能,增强器官生理机能,预防老年痴呆。

(2)打阴阳交。两腿一腿前一腿后,先左后右,前虚后实,两手握空拳,同时拍打三阴交和三阳交,各36次。可以治疗消化不良和颈椎不好。

(3)斡脚底培元法。坐在凳子上,双脚踩着擀面杖揉搓脚底(5~10分钟),能有效调节脾胃,促进脂肪代谢,改善消化功能。(脚底揉搓时会产生热流,"气冲病灶"。)

(4)回头望月式。盘坐或高坐,两手叠按左大腿上,上体连头向右转,目视右后上方,呈耸引势,略停几秒,再缓缓向左,两手移按在右大腿上,目视左后上方,各15次,接着双手抱头,掌跟压住耳根再叩齿36次,鼓漱36次,直至满口津液再分三口咽入丹田(主治风气积滞、颈痛、肩痛、背痛)。

2.妙智养生(立春)功法

此功法每天早晚练两次为佳。

(1)定气合神式。面朝南或朝东站立,两脚与肩齐,舌抵上腭,目视前方;两手从两侧环抱于丹田处,左掌在下,右掌在上,掌心朝上,鼻吸鼻呼,呼吸三口。见图1、图2。

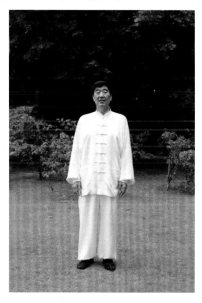 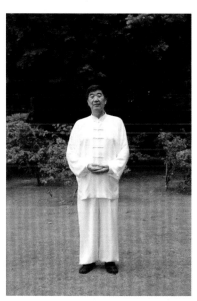

图1 预备式　　　　　　　　　　图2 定气合神

(2)韦陀打恭式。身体直立,两脚趾抓地,脚跟抬起(也可两脚踏地),双手向前环抱,两掌相叠,两拇指相接,两眼平视,面带恭敬,呼吸三口(吸气要缓、深、匀,呼气要长、柔、细)。见图3。

(3)舒肱理脉式。接上式,身形不变,两臂收回胸前,再向左右舒伸,掌心向上,掌指朝外,如托着两个气团,呼吸三口。见图4。

(4)双手托天式。接上式,身形不变,双手收回至丹田,再沿任脉托起掌心朝上至胸前,再翻双掌向上托举,如负重物,呼吸三口,眼视前方。见图5。

(5)悬吊如钟式。接上式,双掌外旋向下拉至两胁侧,再向外推翻,掌心朝上,使两臂由两侧向上方头顶合掌,呼吸三口,目视前方。(可以使气血升发,养胆阳之气)。见图6。

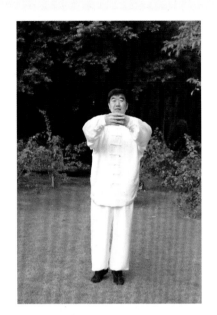 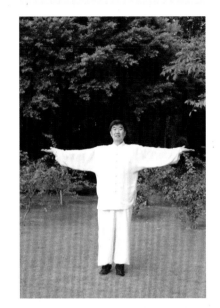

图3　韦陀打恭　　　　　　　　图4　舒肱理脉

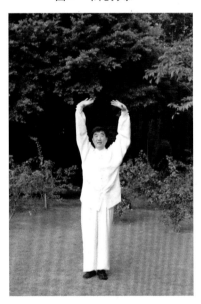 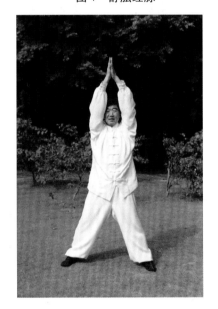

图5　双手托天　　　　　　　　图6　悬吊如钟

（6）直立如松式。两脚并拢直立，十指抓地，身体和手势不变，呼吸三口。见图7。

（7）仰面朝天式。接上式，身形不变，双手合十抱于胸前，接着仰面上望,双手随之上举至面部上方,鼻吸一口,双脚跟向上抬一次,呼气时脚跟下落,共呼吸三口。见图8、图9、图10。

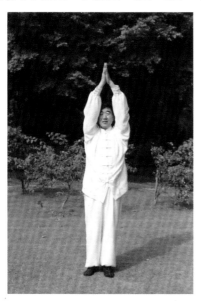

图7 直立如松

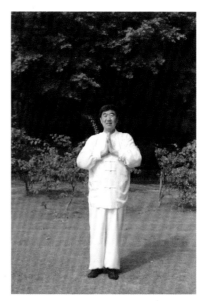

图8 仰面朝天一

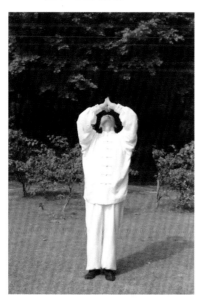

图9 仰面朝天二

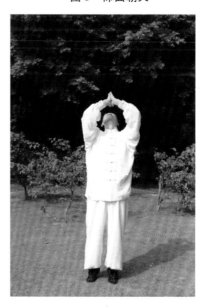

图10 仰面朝天三

（8）定气还原式。接上式,身体直立,双手合十至胸前,呼吸一口,再将两手环抱于丹田处,左手在下,右手在上,掌心朝上,两眼平视,呼吸三口。见图11。

(9)收式。双掌外摆,再翻转向上环抱搂气至眉心穴稍停,吸气一口,双掌向膻中穴沿任脉贯气,掌心朝下,呼气一口,身体放松,正立收式。见图12。

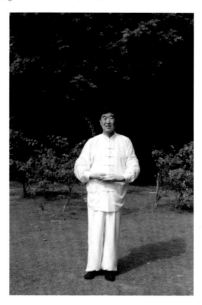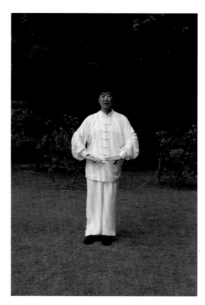

图11　定气还原　　　　　　　图12　收式

3.饮食调理法

(1)羊肉羊肾粥。取羊肾3对,羊肉250克,葱白、葱茎、枸杞叶各500克,倒入适量水,将五味煮成汁,再下米煮粥食之,可以增强阳气,减少阳气衰弱带来的四肢无力。

(2)元神养生粥。取适量的粳米、花生、小米、大枣、百合、桂圆煮成粥喝,可以温补阳气。

二、雨水养生

"润物细无声"。雨水标志着一年降雨的开始,有了春雨的滋润,再借着升腾的阳气,花草树木将发出新芽,人的心情也随其欣欣向荣。但俗话说"春寒冻死牛",初春天气变化无常,人体毛孔随阳气升发而尽数打开,稍有疏忽,就会感染风寒。此时需要锻炼肺经。肺为华盖,如同佛像的光圈,位置很高,它可以像盖子一样,把五脏六腑保护起来,肺主气,司呼吸,吸清呼浊,吐故纳新,能调节人体气机的升降。肺朝百脉,主治"节",即治理调节之作用,相当于人体内的"宰相",肺还能通调水道,似同茶壶盖。肺像一口大钟护着心脏及所有的脏腑,肺脏一旦受到病邪侵袭,就如同茶壶盖被封死一样,人气与天气不通,就会小便不畅。肺,外主皮毛,内络大肠,相互表里。肺又藏魄,即人的气魄、体魄、魄力等。肺功能好,皮毛御寒能力就强,体表之气强了,就会抵御风寒,安然无恙。

雨水养生的最佳方法有:

1.经络疏通法

(1)揉按中府莫用力,舒脾理肺调中气。中医讲:中气不足,就找中府。先将左侧手臂抬起叉腰,再用右手的食、中、无名三指放在左侧中府穴上,轻柔地旋转按压,顺时针100次,逆时针100次。再换左手按右侧中府,顺逆各100次(补泻均衡),也可配合扩胸运动点按,即用手轻按中府穴,同时转动胳膊,但要轻柔和缓,不宜太用力。

(2)点按鱼际通心肺,止咳平喘不疲惫。此穴在拇指跟部这段赤白肉际的中点上,可以用拇指点按,每天3次,每次10分钟(双掌各5分钟)。力度轻柔和缓,不要太强,可以治疗咳嗽、哮喘(哮喘病人一次可 20 分钟)。

（3）拍打肘窝起朱砂,清除心肺火毒渣。雨水季节,心肺火毒壅盛,容易出现喉咙肿痛、痰黄气喘、口腔溃疡、心烦意乱现象,可以选肘窝,用手掌(朱砂掌)连续拍打 5～10 分钟,便会出现青红紫黑等颜色,这就是在排心肺的火气和毒素,拍出痧后喝杯温水,拍上几天(5～7 天)毒素就会清理得差不多了。身体的其他特定部位,也可以此法拍之。

（4）经常敲打手大陵(即掌跟横纹),心肺经络顺畅通。手握空拳,拳心相对,两腕大陵穴相对,敲打 81 次,以疏通心肺经络。

2. 妙智养生(雨水)功法

（1）定气合神式。盘坐或高坐,面朝南或东,舌抵上腭,呼吸自然,两眼微闭,内视丹田,两耳内听,气息声韵,挺起脊梁,放松身心,双手环抱于小腹前,左手在下,右手在上,手心朝上,凝神静思,(3～5 分钟)见图 13。

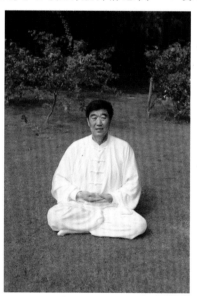

图 13　定气合神

（2）双手推门式。双手向上提起,外旋成立掌合十,呼吸一口,接着双掌分开内旋至两肩侧,再向前推出,如推重物,掌心朝前,掌指朝上,呼吸三口,眼视前方。见图 14、图 15、图 16。

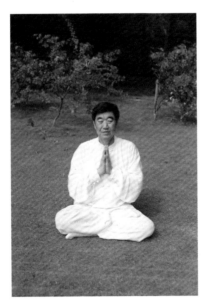

图14　双手推门一

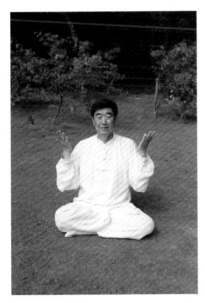

图15　双手推门二

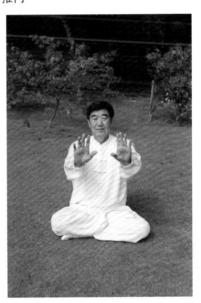

图16　双手推门三

　　(3)青龙探爪左式。坐式不变,双掌收回两肩旁,左手臂环抱右肋,右手平伸至左侧,掌心朝下,眼看右手,呼吸三口。可以达到疏肝理肺的作用。见图17,图18。

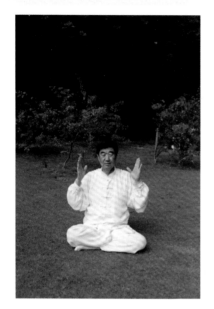
图 17　青龙探爪左一

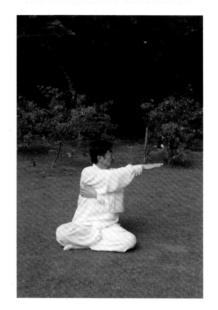
图 18　青龙探爪左二

（4）青龙探爪右式。体式不变，右手与左手交换姿势，右手臂环抱左肋，左手臂平伸至右侧，掌心朝下，眼看左手，呼吸三口。见图 19。

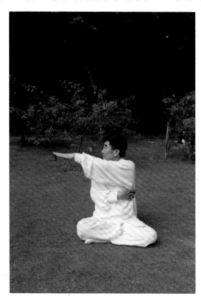
图 19　青龙探爪右

（5）十字通关阳掌式。接上式，体式不变，双臂回拉横肱，两掌指相对，掌心朝下，接着双掌从两腋下向两侧平伸，掌心朝下，眼视前方，呼吸三口。见图20、图21。

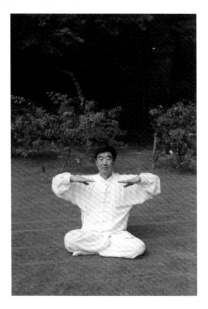 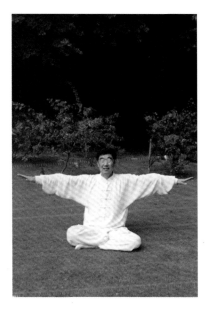

图20　十字通关阳掌一　　　　　　图21　十字通关阳掌二

（6）双手托天式。接上式，体式不变，双手从两侧收回经腹前翻转向上托起，十指相对，掌心朝上，眼视前方，呼吸三口。见图22。

（7）醍醐灌顶式。接上式，双手合十收至胸前，再由胸前举上头顶，仰面看双手，呼吸三口。见图23、图24。

（8）握固还原式。接上式，将双手收回至小腹前，以左手托着右拳，拳心向上，两眼平视，呼吸三口，收功。见图25。

3. 饮食调理法

（1）养阴滋补茶。以枸杞、黄芪和菊花泡茶喝。枸杞是长寿药，入肝经能补血，入肾经能滋阴，且一年四季都可以吃，泡茶、做粥、炖肉等可以放，堪称"养生百搭果"。黄芪可以养肝降压。菊花可以祛火明目。

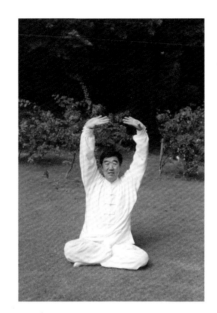

图22　双手托天

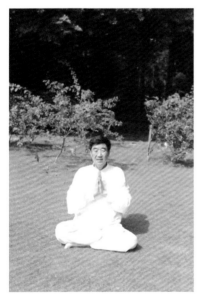

图23　醍醐灌顶一

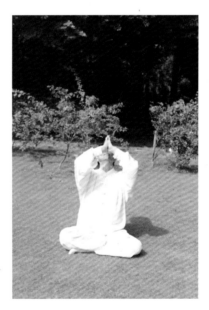

图24　醍醐灌顶二

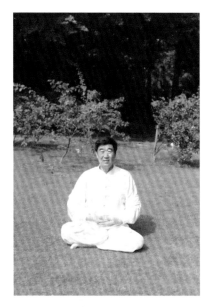

图 25　握固还原

（2）首乌粥。选何首乌 20 ～ 30 克研细,与粳米 30 ～ 60 克,再加上 5 枚红枣、适量白糖,入锅煮粥。可以补肝肾之气,益于精血。久服此粥,可以长筋骨、益精髓,还可降低胆固醇,预防动脉硬化。

妙智養生功

MIAOZHI YANGSHENG GONG

三、惊蛰养生

传说很久前,雷电在秋天时藏入泥土之中,次年春耕时,雷电就会破土而出,一声惊雷惊醒了冬眠的动物,所以这个时期叫"惊蛰"。惊蛰是风后最后一个节气,此时风邪猖獗,稍不注意,病菌就会侵犯人体。而大肠经是一个体内的保护神,它性阳明,即多气又多血。它可以施展法力将淤积一冬的毒素排出体外,使肠道干净,且邪风病菌难以进身。因此,保护大肠经,使之能够及时清理的最好方法有:

1. 经络疏通法

九冲按摩法:此功法不仅可以解除便秘的痛苦,还会调节内循环规律,只要早晚坚持按摩30分钟,就能达到每天一便的效果,还可起到养气安神的作用。

九冲按摩法的具体要求:早晨醒来,以矮枕平躺于床上,两眼微闭,凝神静虑,身体放松,呼吸自然。练习方法如下:

(1)双手中间三指(食、中、无名)按在心口窝处,顺时针轻揉21圈;

(2)从心口窝沿任脉边揉、边数数。边下行至耻骨;

(3)由耻骨将左右手分别从两边向上揉,且揉且数且走,揉到心窝处两手会合;

(4)两手不变,再从心窝沿任脉推向耻骨,并沿(3)的路线推至心窝为一次,重复21次;

(5)左手掌轻放于左腿动脉处,以右手掌按于腹上,右劳宫穴与神阙(肚脐)相对,顺时针绕摩脐腹21圈;

(6)右手掌轻放于右腿动脉处,以左手掌按于腹上,左劳宫穴与神阙(肚

脐)相对,逆时针绕摩脐腹21圈;

(7)以左手放于左边软肋下腰肾处,大指在前(上),四指托后(下),再用右手中三指自左乳下直推至大腿夹,重复21次;

(8)接上式,改换右手放于右腰肾处,左手中三指在右乳下直推至大腿夹,重复21次;

注:以上八项按揉完成为一次,每早应按5~7次,按完后再做(9)、(10)两项。

(9)双手拇指背对搓灼热,按于双眼上,反复三次;睁开双眼,使眼球先顺时针旋转21圈,再逆时针旋转21圈;

(10)起身跌坐,两手捏子午诀平放膝盖上(即大指按无名指跟,四指轻曲),顺时针摇上身21次,再逆时针摇上身21次。

九冲按摩功法完成后,静坐片刻,轻轻起立,收功。

敲打大肠经。每晚睡觉前,从食指尖外侧沿手臂外侧一直向上敲打到肩膀,左右各敲打5分钟,逐步增加,会刺激大肠蠕动。

2.妙智养生(惊蛰)功法

此功法是一种动静相兼、以动为主的功法,亦称"八字功法"。它注重调息但不能过于用意,吸气时缓缓自然,呼气时徐徐放松。此功既能强身,又能治病。练功时,八个字为一个循环,每日早晨(5~7点)面朝东边的太阳、晚上(5~7点)面朝西边的太阳,每次最好练八个循环。八字功法即:提、举、推、拿、拉、按、抱、捶,具体练法如下:

(1)提:自然站立,两脚与肩同宽,腰先向前弯90度,两臂下垂,双手指向地面,接着如抓两个石锁将四指抓紧、抓实,拇指搭在食中指背面,用力收两拳往胯前提,同时将腰伸直,两小臂放平与大臂成直角。提时深吸气,两拳到胯前时,放松拳头,长呼气。见图26、图27。

(2)举:体式不变,收于跨前双拳攥紧抓实,如举重物或杠铃一样,两臂向上举直,(亦可变双掌托至胸部再向上举直。)举时深吸气,举到顶将拳头放松,在长呼气中徐徐将两臂下移,使两手置于大腿两侧。见图28、图29。

妙智养生功

MIAOZHI YANGSHENG GONG

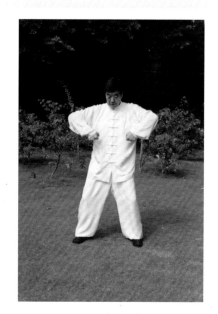

图26　提字功一　　　　　　　　图27　提字功二

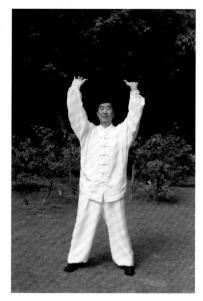
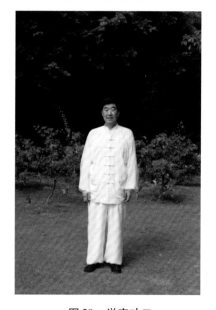

图28　举字功一　　　　　　　　图29　举字功二

（3）推：接上式，将双手掌翘起，手指向上，用力向前推，如推墙状，两臂伸直与肩平。两腿微曲成马步，推时深吸气，吸足气略停，再长呼气。见图30。

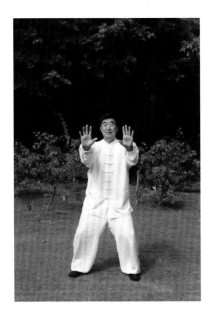

图30　推字功一

（4）拿：按上式，将推出去的手变拳抓紧抓实，如向身前揪重物，以腰带臂，两手往胸前两乳部拿。拿时深吸气，吸足气略停，再长呼气。见图31。

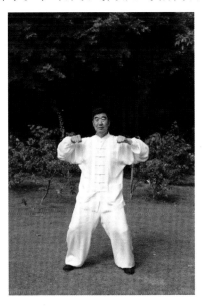

图31　拿字功二

(5)拉:接上式,先将两臂展开,如大雁展翅状,拳背向上,拳头抓紧抓实,用力将两臂的拳头往腋下拉,同时深吸气,两拳到腋下后,在放松拳头中长呼气。见图32、图33。

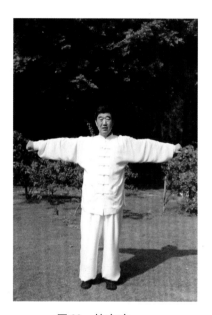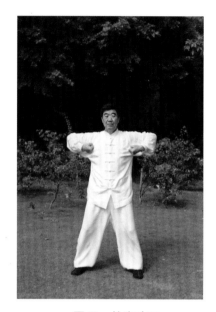

图32　拉字功一　　　　　　　　　　图33　拉字功二

(6)按:接上式,将腋下的双拳展开变掌,手心向下,然后挺胸,在深吸气中将两手用力旋转向胯部后下方按,手指朝后,至两臂伸直后长呼气。见图34。

(7)抱:接上式,两臂在深吸气中象抱大树状用力抱圆,到两手的手指尖接近时停止并长呼气,同时将手放松,两掌变拳,拳心向上,收至两跨上方。见图35、图36。

(8)捶:接上式,将两拳抓紧抓实,在深吸气中将拳头向下两脚前方捶击,至两臂伸直,接着两臂放松,徐徐收回至体侧的同时深呼气,回到自然站立姿势。见图37、图38。

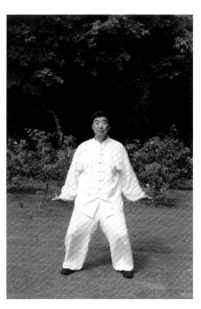

图 34　按字功

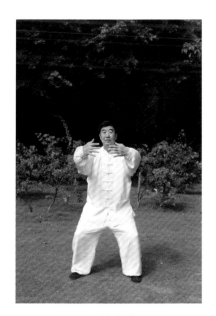

图 35　抱字功一

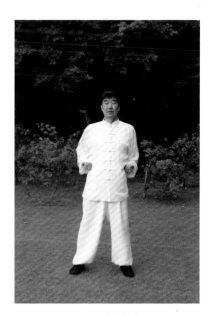

图 36　抱字功二

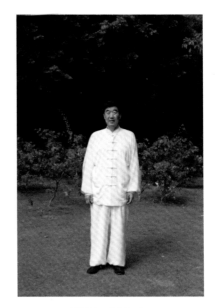

图 37　捶字功一　　　　　图 38　捶字功二

3. 饮食调理法

（1）柏子、核桃粥。将白芝麻 25 克，核桃仁 25 克，柏子仁 10 克打成粉，和大米 100 克煮成粥，再加点蜂蜜，称之为柏仁畅快粥或柏仁粥。无须吃泻药，就可改善便秘带来的失眠和烦躁。连喝三天效果明显，平时每周也可喝 1～2 次。

（2）麻仁、苏子粥。取麻仁、苏子等份，洗净合研，再用水研，取此汁入米煮粥，可治便秘。

四、春分养生

春分日夜平,从此日时增。种子播期到,农家事已临。春分是暖季的第一个节气,此时寒暖交替,气温很不稳定,人体阴阳之气也随之浮动。故此节气必须调节阴阳平衡。调和阴阳的最佳方法有:

1. 经络疏通法

(1)五行舒经功。此功法可以激发经络自愈潜能。指尖是十二经的根源,手指、脚趾的穴位称为"井穴",是经脉气血所出之处,是经脉的源头。经络之气从这里起源,并输入五脏六腑,手指上的井穴,不仅是精气的发源地,也是阴阳经交接之处。大拇指走肺经,直接影响着呼吸系统;食指走大肠经,直接和排泄有关;中指走心包经,直接与心慌、胸闷、供血不足有关;无名指对应三焦经,直接反映了肝脏方面的问题;小指走的心经和小肠经,直接关系到肾,包括肾虚、尿频、腿肿等问题。五个指头上有青筋突出浮现,就反映相关经络及脏腑有问题,可以选用"五行舒经功"进行调节平衡。

具体练习方法是:可以盘坐或高坐,以一只手的拇指和食指依次揉捏另一只手的手指,先左后右,着力于指甲两旁。每个手指揉捏九遍或九的倍数,揉完后再捋手指六遍(九为纯阳之数,六为纯阴之数,六九结合,则阴阳平衡)。

(2)提肱扩胸式。接上式,两手握固放在两腿上,头向两侧缓缓旋转,左右各3次,接着两小臂弯曲横提至与胸平,自然握拳,拳心朝下,两肘关节同时向后顿引、还原,反复27次,自然呼吸(此功可治疗腰脊脾胃淤积邪毒,目黄口干)。

（3）推山望月式。接上式，将两掌提至两腋前，手心朝上，再外旋，使掌心朝前，向前推出，掌尖朝上，同时头向左转；接着两掌收回腋前，头随之转正，双掌再向前推出，同时头向右转，循环往复各 24 次（治背痛、齿痛、颈痛、耳鸣）。收掌时吸气，推掌时呼气。

（4）手抱昆仑。接上式，两手抱头掩耳，叩齿 36 次，呼吸九次；接着以舌尖搅津液顺时针 36 次，逆时针 36 次，鼓漱 36 次，再分三口将津液咽下。

2. 妙智养生（春分）功法

（1）定气合神式。身体直立，面朝南或东，挺起脊梁，双手环抱于腹前，手心朝上，两眼内视，意想丹田，腹式自然呼吸（3 分钟）。见图 39。

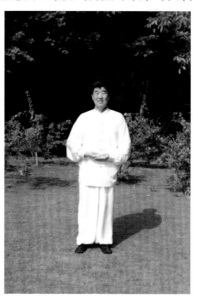

图 39　定气合神

（2）韦陀献杵式。接上式，双掌合十于胸前，再弯腰由上而下而前而上回到胸前，同时双腿下蹲成马步，眼视前方，呼吸三口。见图 40、图 41。

（3）舒筋理脉式。接上式，十脚趾抓地，双手向两侧平推，掌心朝外，掌指朝上，眼视前方，呼吸三口。见图 42。

（4）双手吊空式。接上式，双腿直起，两脚不变，将两手掌向下弯吊，掌心朝里，掌指朝下，眼视前方，呼吸三口。见图 43。

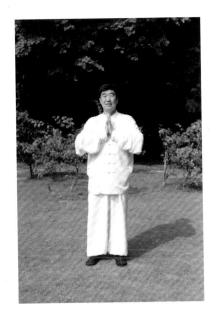

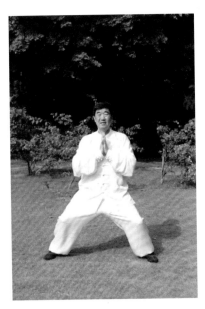

图40　韦陀献杵一　　　　　　　　图41　韦陀献杵二

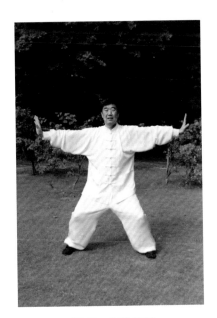

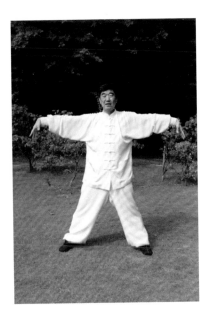

图42　舒筋理脉　　　　　　　　图43　双手吊空

（5）行云踏步式。接上式,将两手从两侧向上环形托起,两掌相叠,左掌在下,右掌在上,内外劳宫相对,掌心朝上,如行云之势,呼吸三口。见图44。

(6)托天震地式。双手左右外旋至掌指朝外,同时两脚跟抬起,猛然使脚跟震地,两手同时向左右上方平举托天,眼视前方,呼吸三口。见图45。

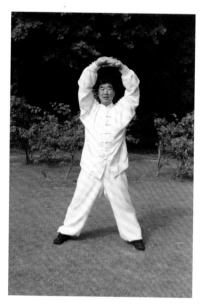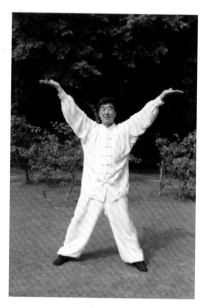

图44　行云踏步　　　　　　图45　托天震地

(7)环抱贯气式。接上式,两手缓缓向内翻掌搂抱,将搂抱之气团从膻中穴轻轻贯入丹田,掌心朝胸再向下,眼视前方,呼吸一口。见图46。

(8)一团和气式。双掌从小腹前分向两侧,再转掌上旋将两掌贴于两腋前,掌心相对,呼吸一口,接着两手合十,呼吸三口。见图47。

(9)握固还原式。两手翻转握固,左下右上,左手为掌,右手为拳(或掌),手心朝上,抱于腹前,眼视前方,呼吸三口。见图48。

(10)收式。双手外推再环抱至眉心上方,掌心朝下,沿任脉下按至丹田,再垂于大腿两侧,呼吸自然。见图49、图50。

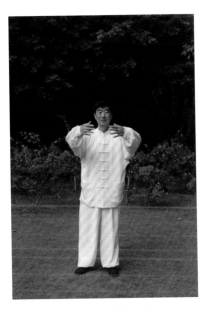

图 46　环抱贯气

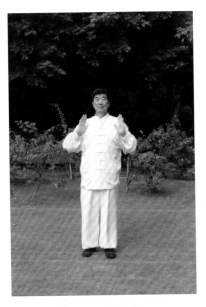

图 47　一团和气

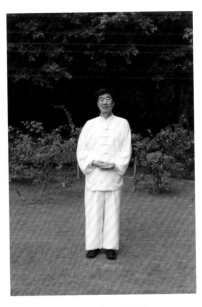

图 48　握固还原

25

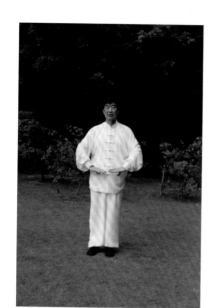

图49　收式一

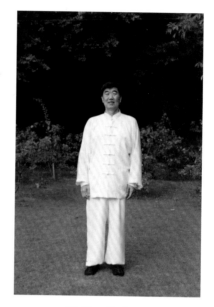

图50　收式二

3. 饮食调理法

（1）圆心粥。采用桂圆肉25克、莲子25克、大枣10个、枸杞小把、粳米100克煮粥，加少许白糖调味，称之为圆心粥，能养心补血，安神平虚，也可拿枸杞和桂圆泡水喝。

（2）补虚正气粥。先将黄芪30克、人参5克（或党参15克）切片用冷水泡30分钟，入砂锅煎沸，再用小火浓煎成汁（去渣），分成2份，每日早晚同粳米60克加适量水煮粥，空腹食用。黄芪能益元气，健脾胃，壮筋骨。人参可增强免疫力，加强心脏收缩力，刺激造血器官。

五、清明养生

降压减脂,莫过清明。此时肝火很旺,不可再进补了,应以降压减脂为主。清明养生,贵在养肝。

降压减脂的主要方法有:

1. 经络疏通法

(1)拍腹排毒。姿势以站、坐、卧均可。在肚脐两边脂肪最丰厚的地方(即天枢穴区域),用双手涌流拍打 7~10 分钟,拍出红紫青黑等不同颜色的痧斑,也就将淤滞的火毒拍出来了,接着喝杯温水,加速排毒。

(2)揉按小腹。小腹是阴中之阴,是寒气最爱聚集的地方;手心的劳宫穴是火穴,有温养之效果。以手心按摩小腹可驱寒暖腹,养元补气,培阳滋阴。每天早中晚各揉一次,先以右手护心(膻中穴),左手逆时针揉 81 圈;再用左手护心(膻中穴),右手顺时针揉 81 圈。

(3)点按曲池穴。曲池穴是降压药,当臂肘成直角时,肘横纹尽头就是曲池穴。每天可用拇、食指腹点按此穴(不要留指甲印),可以清除体内毒素。

(4)"虚"字养肝秘诀。身体直立,两掌相叠于丹田处,左手下,右手上,内外劳宫对着丹田,先以鼻吸一口气,再默念"虚"字,同时眼睛睁大,目视前方一物体,意想肝火从眼睛排出,反复七次(早晚各做一遍)。

2. 妙智养生(清明)功法

(1)环拱混元式。身体直立,面朝南或东,接着两脚分开,与肩同宽。两腿稍弯曲,双臂环抱与肩平,两掌劳宫穴斜对丹田,两眼微闭,内视丹田,静思冥想,呼吸均匀(3～5分钟)。见图51、图52。

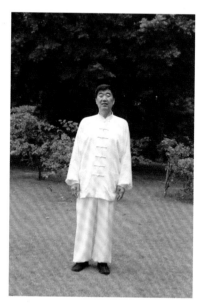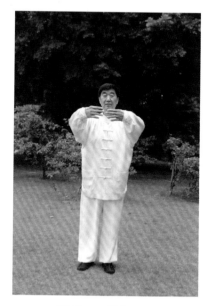

图51　环拱混元一　　　　　　　　　图52　环拱混元二

(2)三盘落地式。接上式,双腿成马步,同时双掌从中间分向两侧落于两大腿外侧,如掌按两支千斤弓,掌心朝下,掌指朝外,两臂略弯曲,呼吸三口。见图53。

(3)白鹤亮翅左式。接上式,身体左转,成左弓步,头随腰向左后方转,眼视斜后方,同时左掌变拳挎于左胁旁,右掌向右前方推出,掌心朝前,指尖朝左,呼吸三口。见图54。

(4)白鹤亮翅右式。接上式,身体向右转180度,成右弓步,头随腰向右后方转,眼视斜后方,同时右掌变拳挎于右胁旁,左掌向左前方推出,掌心朝前,指尖朝右,呼吸三口。见图55。

(5)苏秦背剑左式。接上式,身体向左转180度,成左弓步,左掌从左肾部伸向夹脊,掌心朝外,右掌从右肩上伸向左掌与其相交,掌心朝里,眼视斜后方,呼吸三口。见图56。

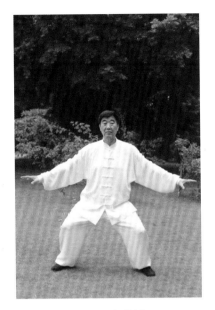

图 53　三盘落地

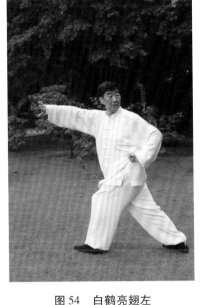

图 54　白鹤亮翅左

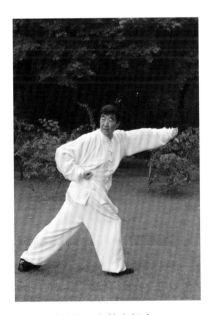

图 55　白鹤亮翅右

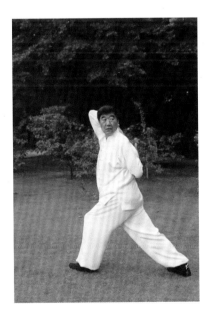

图 56　苏秦背剑左

（6）苏秦背剑右式。接上式，身体向右转180度，成右弓步，右掌从右肾部伸向夹脊，掌心朝外，左掌从左肩上伸向右掌与其相交，掌心朝里，眼视斜后方，呼吸三口。见图57。

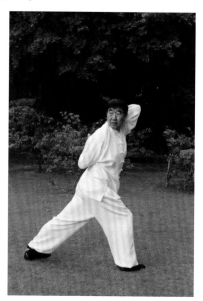

图57　苏秦背剑右

（7）黄鹰揉膀式。接上式，双掌变拳挎于两胁，同时两腿内收并拢，接着两腿微曲，先右拳向右前上方顶击，呼吸一口，再收回右拳，左拳向左前上方顶击，呼吸一口；共反复三次，呼吸六口。见图58、图59。

（8）猛虎伸腰式。接上式，双拳挎于两胁，双腿挺直，接着吸气一口，猛然弯腰，将双拳向双脚前方击打，同时用口以"嗨"字急呼气，反复三次，双拳收回至两胁。见图60、图61。

（9）铁牛耕地式。接上式，双拳变掌，上旋划圆再变成俯掌，同时右腿向前迈出一步，双掌十指并拢落于右脚前，十指抓地，再将右腿撤至左腿侧，两脚十指抓地，仰头挺腰，眼视前方，呼吸三口。见图62、图63。

（10）合气还原式。接上式，两腿前上半步，缓缓站起，同时双手合抱捞气至胸前，再沿任脉贯入丹田，接着双手叠抱于丹田，呼吸一口，收势。见图64、图65。

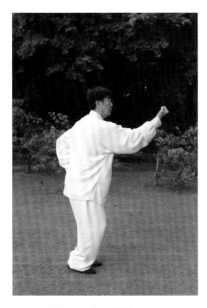

图58　黄鹰揉膀一

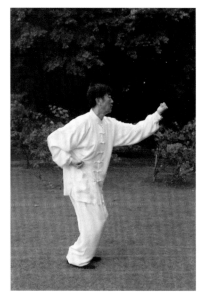

图59　黄鹰揉膀二

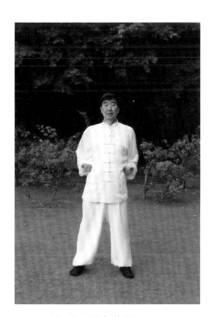

图60　猛虎伸腰一

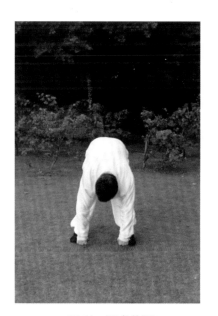

图61　猛虎伸腰二

31

妙智養生功

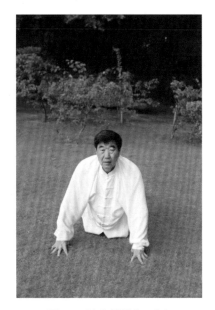

图62　铁牛耕地(正身)

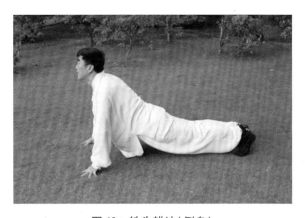

图63　铁牛耕地(侧身)

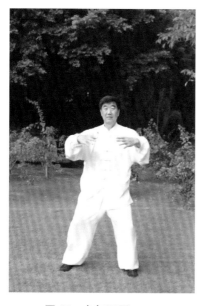
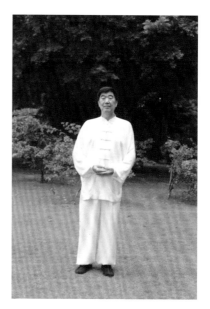

图64　合气还原一　　　　　　　　　　　图65　合气还原二

3. 饮食调理法

（1）排毒养颜菜。将苋菜放入水中焯一下捞出,再将苦菊洗净,用调料拌匀。这道菜能清热去肝火,有抗菌消炎明目之功效,还能清热利湿,去心肺的热火,起到排毒养颜的作用。

（2）清水菊花粥。将干菊花磨成粉,先用粳米煮粥,待成粥时适量加入菊花粉。具有散风热、清肝火、降血压的功能,还有提神醒脑的功效。

妙智養生功

六、谷雨养生

谷雨是二十四节气的第六个节气,原自古人"雨生百谷"之说,是播种、移苗、掩瓜、点豆的最佳时节。谷雨到来,意味着寒潮天气基本结束,气温开始回升。此时,人体内阳气较旺盛,脾胃功能变好,需要增加其能量,有了能量,才能运化食物,排除脂肪和毒素。胃为太仓、水谷之海,胃吸收,脾运化,胃脾功能结合,才能将吃进的东西转化为精微的营养物质,以化生气血津液,供养全身。

谷雨养生的最佳方法有:

1. 经络疏通法

(1)拳掌互动法。可用此法来调节胃经。胃经是在大腿正前侧的一条经络,其特点是多气多血,古人也称之为"长寿经"。拳掌互动法的特点是:左手掌搓,右空拳敲,既能调节胃经减肥,又能使头脑变灵活。具体手法是:身体坐在板凳上,会阴穴抵住板凳,两大腿放平,小腿弯曲,两脚掌着地。手心向下放在大腿上,左手用掌搓,右手用拳敲;接下来再右手用掌搓,左手用拳敲。分别敲搓36下,既有乐趣,又能减肥,且随时随地都可以练。

(2)敲打按摩足三里。足三里位于小腿前外侧,膝关节下三寸,胫骨粗缝外一指。华佗称"三里主五劳之赢瘦"。每天敲打按摩5~10分钟,再配合饮食每顿饭七八分饱,"饥则胃阳动,饱则胃阴凝"。按摩方法是用指端叩击,空拳敲打或三指揉按。

(3)按摩丰隆穴。丰隆是降脂化痰第一穴,《十四经要穴主治歌》中有"丰隆化痰有神功,有形无形痰不同"的记载。痰的产生主要与肺、脾、肾三脏有关,脾为痰之源,脾无留湿不生痰。按此穴可通调脾胃气机,使气行津布,故而湿痰自化。取穴于外膝眼与踝尖连线的中点,胫骨前缘外开2寸处,以空拳敲打或三指按摩即可,每日早晚各一次,一次10分钟。

(4)"呼"字通脾胃秘诀。身体直立,合神定气(即双掌环抱于小腹前,掌心朝上),双掌相叠;接着双掌上提至膻中,同时翻转,右手上举,掌心朝天,左手下按至大腿左侧,掌心朝下,同时默念"呼"字,待双掌到极点,略停片刻,双掌上下相交,同时吸气;接着左掌上举,右掌下按,默念"呼"字,左右为一次,共6次,合神收功。此功能调脾胃经气。

2.妙智养生(谷雨)功法

(1)大雁展翅式。身体直立,两脚跟抬起,十脚趾抓地,两手从腹前向上抬起,手心朝里,再分向两肩斜上方,手心斜对,同时鼻吸一口,接着两手收回丹田处,将大自然之气贯入丹田,呼气一口。一呼一吸为一次,共做七次。见图66、图67。

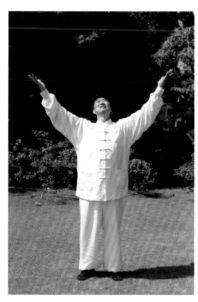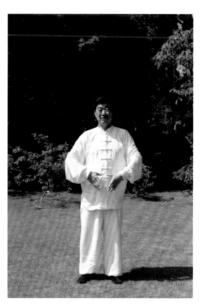

图66　大雁展翅一　　　　　　　图67　大雁展翅二

(2)落膀收翅式。接上式,双脚跟抬起,十指抓地,同时双手抬起,手心相对,再分别转腕,将两手大拇指朝下,手心朝外,向后绕行搂气,将两合谷穴放于腰肾处,同时吸气一口,接着双手沿软肋经大包穴上行,猛然翻掌,掌

妙智養生功

心朝上,双小臂放松下垂,脚跟下震,呼气一口,共做七次。见图68、图69、图70、图71。

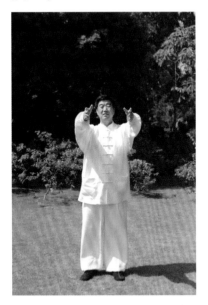

图68　落膀收翅一

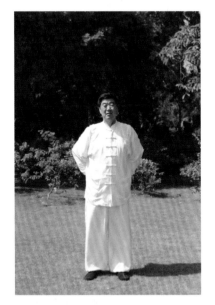

图69　落膀收翅二

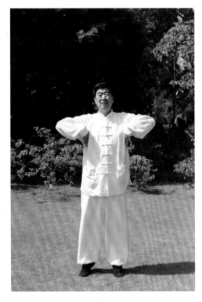

图70　落膀收翅三

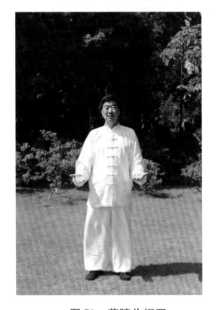

图71　落膀收翅四

（3）天通地达式。接上式,双臂上举,双掌相交,接着双掌十指交叉,上旋翻掌,掌心朝上,眼视双掌,随之,双掌向双脚前按压,接着,双掌上提至腹前,再向左腿侧按压,双掌再提至腹前,又向右腿侧按压,而后,再正身直立还原。见图72、图73、图74、图75、图76。

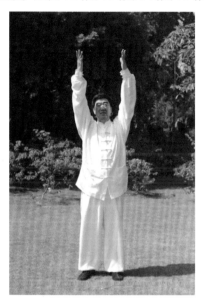

图72　天通地达一

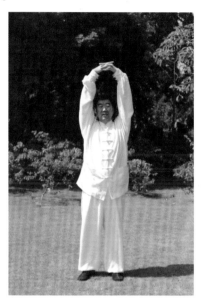

图73　天通地达二

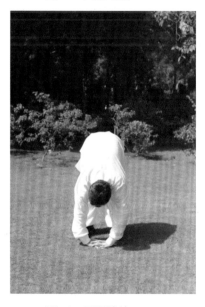

图74　天通地达三

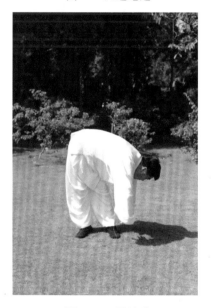

图75　天通地达四

37

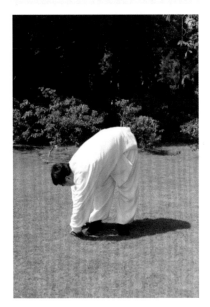

图76　天通地达五

（4）大雁点头式。接上式，双掌互绕一圈，左掌顺势变爪放于左缺盆穴处，左脚同时向左前方迈半步，脚跟着地，脚尖跷起，右手由右而后而上而前落于左脚尖上；接着用下颏拘脚尖三次。再转换右脚，姿势、动作与左脚相同，方向相反。练完后直立还原。见图77、图78。

（5）仙鹤行步式。体式不变，双掌合抱双肩，呼吸一口，接着双手搂气下贯至丹田，以半蹲矮步前行，先迈右腿，再迈左腿，每前迈一步，用相应的手掌拍击一次大腿，行走九步时回身马步双拍腿，再按前述方法向回走九步，又回身马步双拍腿，接着双手再合抱双肩，双手再搂气下贯而后起身站立。见图79、图80、图81、图82、图83。

（6）转身晃三晃。接上式，用右掌拍打右大腿尾中穴一次，再用左掌拍打左大腿委中穴一次，接着先踢右腿，再将右腿向前落成右弓步，双手掌心合抱两环跳穴两侧，左右摇晃一次；再踢左腿而后踢右腿，其他动作与前述相同，方向相反。共晃三次。见图84、图85、图86、图87。

（7）退符排阴式。接上式，右腿后撤，成左虚步，双掌向上提气，掌心朝上，再转掌下按左腿前下方，双掌再向上提气，再按左腿前方，反复三次，意想病气、浊气从涌泉穴排出，呼吸三口。见图88。

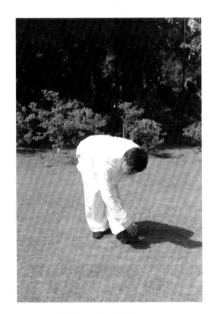

图 77　大雁点头一

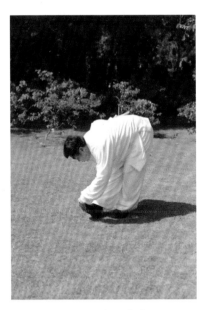

图 78　大雁点头二

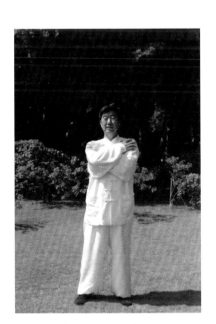

图 79　仙鹤行步一

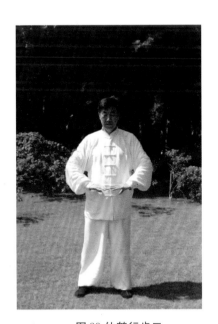

图 80 仙鹤行步二

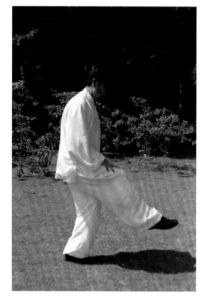

图 81　仙鹤行步三

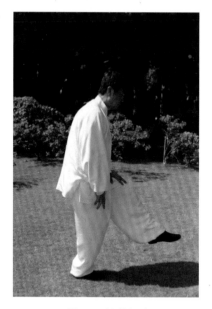

图 82　仙鹤行步四

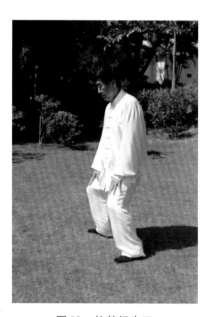

图 83　仙鹤行步五

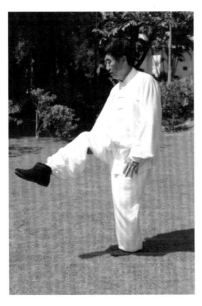

图 84　转身晃三晃一

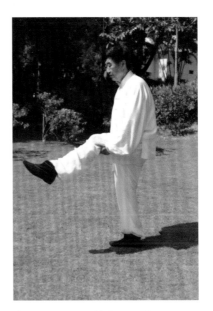

图 85　转身晃三晃二

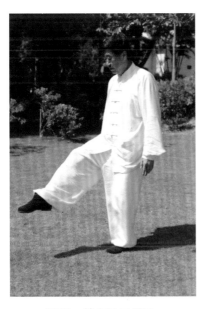

图 86　转身晃三晃三

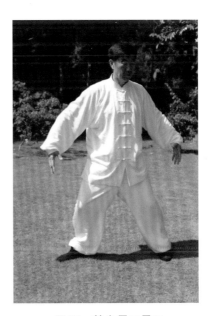

图 87　转身晃三晃四

妙智養生功

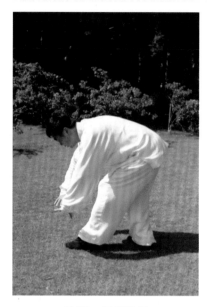

图88　退符排阴

（8）探地搓掌式。接上式，足式不变，左手不动，右手臂向右后方推气，接着两手相搓，左手顺势伸向左前方，掌心朝下，右手甩向右后方，掌心朝下，眼视前方。见图89、图90、图91。

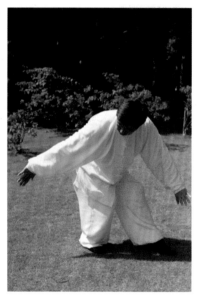

图89　探地搓掌一

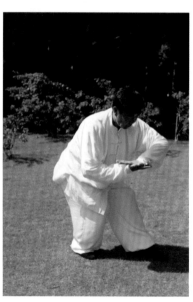

图90　探地搓掌二

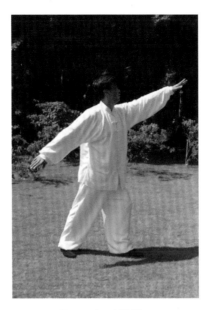

图91　探地搓掌三

（9）仙翁采气式。接上式，双掌从胸前向两臂上方举起，掌心斜相对，同时吸气，接着右腿上前半步，两腿与肩同宽，双手缓缓将所采之气从膻中贯入丹田。见图92。

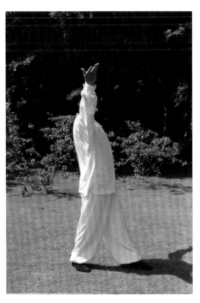

图92　仙翁采气

妙智養生功

（10）收式。双掌垂落于大腿两侧，眼视前方。见图93。

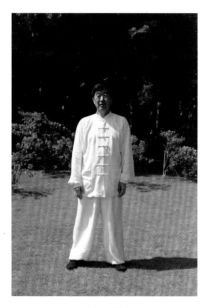

图93　收式

3. 饮食调理法

（1）荷叶水。喝第一次冲泡的荷叶水。研究发现，荷叶中的荷叶碱能在肠道壁上形成一层脂肪隔离膜，可以减少人体对脂肪的吸收。因此，只喝第一道稍浓点的荷叶水，每天喝1～2杯，就可以达到减肥的效果。一般情况下，胖人使用效果较好。

（2）红枣粥。取红枣10～15枚，与粳米60克煮粥，可补养体质虚弱、气血两亏、脾胃不和，增强脾胃运化能量。

七、立夏养生

《内经》的四气调神大论提到:夏三月,此谓蕃秀,天地气交,万物华实,夜卧早起,无厌于日,使志无怒,使华英成秀,使气得泄,若所爱在外,此夏气之应,养长之道也。立夏时节应睡好子午觉,养脾又养心。署为阳邪,最耗人体能量,有的甚至出大汗、中暑或晕厥。这就是气血不足,经不起暑邪。因此,立夏要从保养气血开始。

首先,要睡好子午觉,最能善养气血。

暖季极重,心火旺却不盛,正是心火生脾土之时,此时还要继续提升脾胃功能。脾胃是气血之源,其功能强,气血就足。

立夏养生的最佳方法有:

1. 经络疏通法

(1)敲打足三里。此穴专调理脾胃,应该经常敲打。人若胃痛时,点按此穴可以止痛,敲按此穴应有酸胀感。敲按手法可用五指端或空拳,敲按时间 5~10 分钟为宜;敲按姿势以坐姿为好。

(2)敲打上巨虚穴。足三里向下横三指即上巨虚穴。他是大肠经的下合穴,主治腹泻、腹痛、便秘、消化不良。每次左右各敲打 5 分钟。

(3)敲打下巨虚穴。此穴在上巨虚穴下横四指,它是小肠经的下合穴,主治吸收不良、肠炎、下腹痛等。每次左右各敲打 5 分钟。

经常敲打上述三个穴位,能够解决胃、大肠、小肠功能失常及消化问题,起到保健养生的效果。

(4)握拳增力式。双手攒拳护裆(坐姿),以手拇指横压在食、中指跟横

45

妙智養生功

纹上,四指攒拢,吸气时手放松,呼气时手攒紧。每次攒放 36 下。

（5）手足争力式。平坐于地上,两手交叉,托住右脚心,右腿弯曲,手搬脚蹬,手与足争力 12 次;再换左腿,动作相同,方向相反,手足争力 12 次。

2. 妙智养生(立夏)功法

（1）定气合神式。身体直立,两脚与肩同宽,双手环抱叠放于小腹前,掌心朝上。见图 94。

（2）童子拜佛式(马步桩)。接上式,两腿蹲成马步,双掌合十,呼吸三口（亦可站桩 3 分钟）,此桩可以锻炼脾经、肾经等 6 条经络。见图 95。

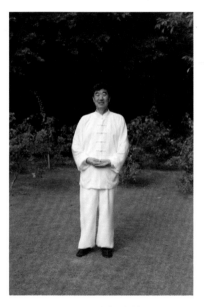

图 94　定气合神

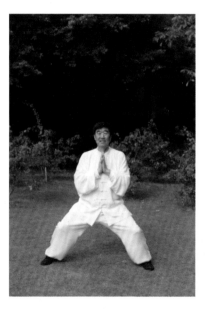

图 95　童子拜佛

（3）童子打恭上式。接上式,双掌从胸前提到眉心,呼吸一口,提到百会,呼吸一口,举过头顶,再呼吸一口,两眼平视。见图 96、图 97、图 98。

（4）童子打恭下式。接上式,双掌从头顶上方沿任脉下行至腹前,使双掌指尖朝下,伸至两脚前下方,接近地面,眼视双掌。见图 99。

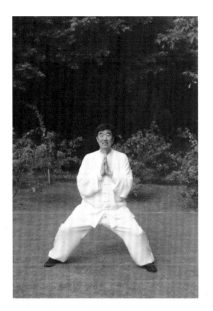

图 96　童子打恭上式一

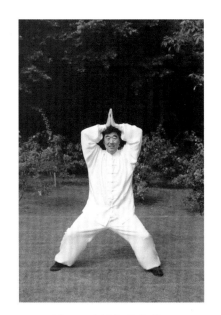

图 97　童子打恭上式二

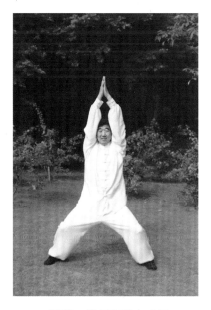

图 98　童子打恭上式三

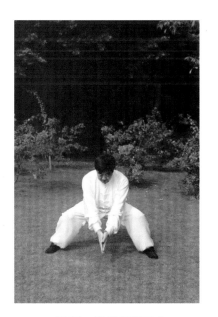

图 99　童子打恭下式

妙智养生功

（5）飞鹰闪翅式。接上式，双掌外旋，掌心分别朝外，同时向两侧拍打，手臂与肩平，吸气一口；接着双掌从两侧内旋，掌心向前，同时向中间拍打，两掌心相距十厘米，呼气一口。反复拍打三次，呼吸三口。见图100、图101。

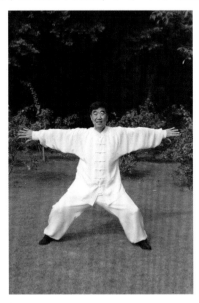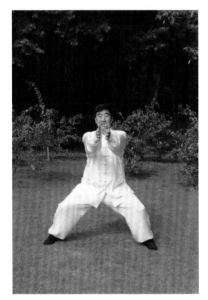

图100　飞鹰闪翅一　　　　　　　　图101　飞鹰闪翅二

（6）三盘落地左式。接上式，两腿不动，身体左转90度，同时双掌向中间交汇，随转身微向上提，再内旋，使双掌心朝下，从左胁部向斜下方按压，呼吸一口。见图102、图103。

（7）三盘落地右式。接上式，右转身180度，双掌随转身旋掌上提至右胸部，再内旋，使双掌朝下，从右胁部向斜下方按压，呼吸一口。见图104。

（8）三盘落地中式。再接上式，身体左转90度成正身，双掌同时微上提至胸前，再旋掌向正前下方按压，呼吸一口，眼视双掌。见图105。

（9）一团和气式。接上式，两腿不变，双掌从两侧收至两腋前侧，掌心相对，呼吸一口。见图106。

（10）仰面朝天式。接上式，双腿站直，与肩同宽，双掌在胸前合十，眼视前方，呼吸一口，接着仰面朝天，双掌同时举过头顶，眼视双掌，吸气时脚跟抬起，身体上挺，呼气时脚跟下落，身体放松，反复做三次，呼吸三口。见图107、图108、图109。

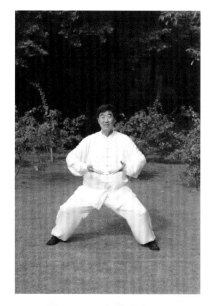

图 102　三盘落地左一

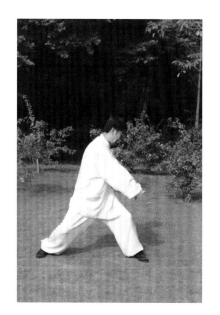

图 103　三盘落地左二

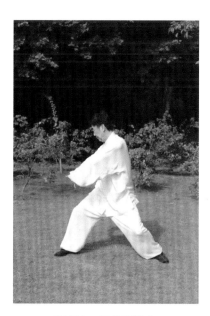

图 104　三盘落地右

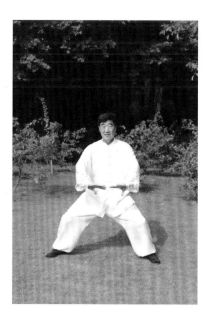

图 105　三盘落地中

妙智養生功

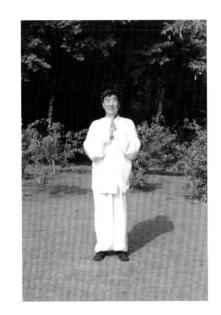

图 106　一团和气　　　　　　　　图 107　仰面朝天一

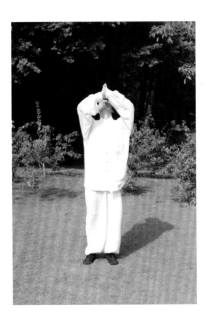
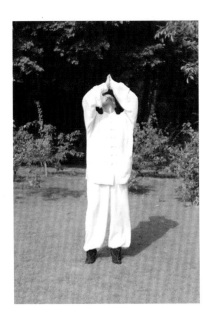

图 108　仰面朝天二　　　　　　　图 109　仰面朝天三

（11）韦陀献杵式。接上式，双掌落于胸前成献杵式，两眼平视，呼吸三口。见图110。

（12）定气还原式。接上式，右掌落于左掌上，环抱于小腹前，眼视前方，呼吸三口。见图111。

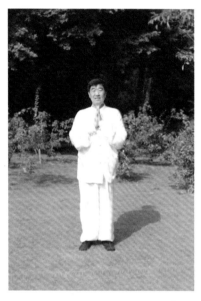 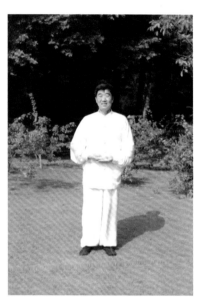

图110　韦陀献杵　　　　　　　　　　图111　定气还原

3.饮食调理法

（1）补气健脾粥。将人参9克、白术9克、茯苓9克、炙甘草6克，与大米和在一起熬粥喝，可以补气养胃，健脾祛燥湿（人参也可换成党参，还具有抗疲劳、增精力、补气健脾的作用）。

（2）荷叶茯苓粥。取荷叶一张，茯苓50克，粳米100克，先将荷叶煎汤去渣，再加茯苓、粳米同煮为粥。具有清热解毒、健脾祛湿、宁心安神作用，对湿热泻痢也有效果。

八、小满养生

小满是夏季的第二个节气，其含义是夏熟作物的籽粒开始灌浆饱满，但还未成熟，只是小满。此时节以健脾祛湿为重点，小满之时雨水多，气温渐高，气候潮湿，邪湿很容易潜伏在体内，应该少食生冷食物，应该及时健脾祛湿。脾开窍于口，其华在唇；脾在液为涎，主四肢肌肉。因此，味觉、津液、肌肉均靠脾脏气化的气血来滋养。

小满养生的最佳方法有：

1. 经络疏通法

(1)揉按隐白，健脾养血。隐白穴在大脚趾内侧、指甲角向后一韭菜叶宽的位置。揉按此穴有健脾流汗养血止血作用(对女性月经失调也有明显效果)。点按方法是：以切按手法，即用手拇指指甲切按一分钟，再用指肚揉，以利气血通畅。

(2)推拿脾经，排除湿气。盘坐在地毯上，双脚涌泉穴相对，双手掌叠交，从三阴交穴直接向上推至阴陵泉穴(在膝下胫骨内侧)，先推左腿81次，再推右腿81次，对疼痛点可反复推至不痛。可以打通脾经，顺利排湿(感觉小便增多)。

(3)长按三阴交，终身不变老。三阴交在小腿内侧、内踝高点上3寸(4指)、胫骨内侧后缘凹陷处，这是脾、肝、肾的交汇点。长按此穴，不仅能调后天之本—脾，还可以治疗先天之本—肾，亦能疏肝解郁，也是妇科病的灵丹妙药。

(4)练"呼"字功，可以健脾。此节气可以坚持练"呼"字功。身体直立，两手从两侧合抱到气海穴处(丹田),双手从任脉托气上行至中脘,接着将手上下分开,左手上举,手心朝上,右手下按,手心朝下,默念"呼"字;再将左右手分别由上而下及由下而上,到中脘会合,再将右手上举,左手下按默念"呼"字,此循环为一次,共做3~7次。此法与谷雨养生中的经络疏通法(4)相同。

2. 妙智养生(小满)功法

(1)定气合神式。身体直立,双脚与肩同宽,双手左右分开,再合抱于脐上,左手托住右掌,掌心朝上,眼视前方,呼吸三口。见图112。

(2)摘星换斗左式。身体直立,左手上举,掌心朝天,右手反背,以外劳宫穴贴住命门穴,眼看左手外劳宫,意想大自然之纯正清气从左劳宫穴贯入体内,呼吸三口。见图113。

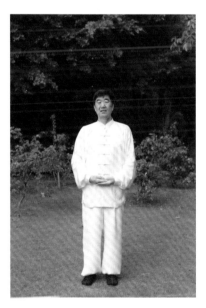
图112 定气合神

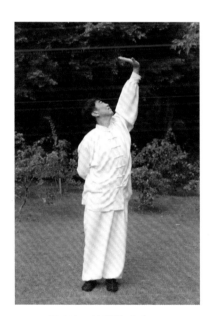
图113 摘星换斗左

(3)九鬼拔马刀左式。接上式,向右转身,左手外旋,由左而右而后绕头至脑后,将小臂贴在颈后,右手不变,头右转,仰望右上方,呼吸三口。见图114。

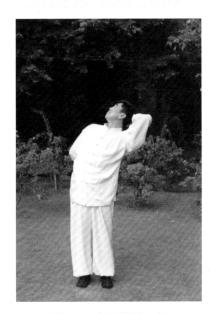

图114　九鬼拔马刀左

（4）回头望月式。接上式，将头摆正，以腰带动头和手向右后转身至极限，再向前摆动，每摆一次，呼吸一口，共摆动三次，呼吸三口。见图115、图116（正身）、图117（背身）。

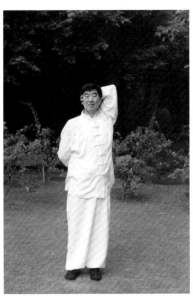

图115　回头望月一

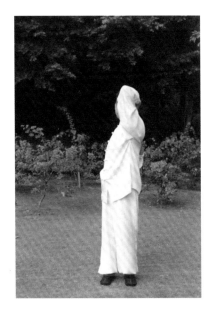
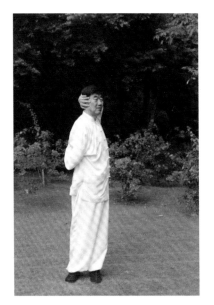

图116　回头望月二(正身)　　　　图117　回头望月二(背身)

（5）拉弓打弹式。接上式，身体不变，左手由头向前向左向后回转，从左胁挎拳，随之变掌向左侧推出，掌心朝外，同时右手由后向右，向前、向左旋转主右胸处，握拳如拉弓放于右肩前，拳眼朝上，同时右腿向右侧撤半步，成马步，眼视左掌呼吸三口。见图118。

（6）摘星换斗右式。接上式，动作同（2），方向相反。见图119。

（7）九鬼拔马刀右式。接上式，动作同（3），方向相反。见图120（正身）、图121（背身）。

（8）回头望月式。接上式，动作同（4），方向相反。见图115。

（9）拉弓打弹式。接上式，动作同（5），方向相反。见图118。

（10）十字通关阳掌式。接上式，左拳变掌向左仲开，双掌平行，掌心朝下，双腿与肩平。见图122。

（11）雄鹰闪翅式。接上式，双腿下蹲，双掌随之下按，如按两支千斤弓，呼气一口，接着双手反掌上托，如托千斤重物，双腿缓缓站起，吸气一口，反复做三遍，呼吸三口。见图123、图124。

55

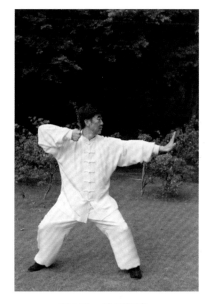

图118　拉弓打弹

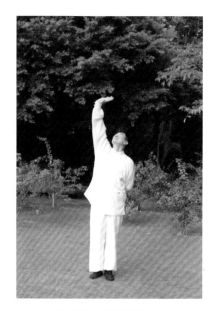

图119　摘星换斗右

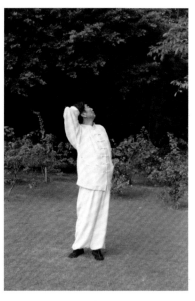

图120　九鬼拔马刀右（正身）

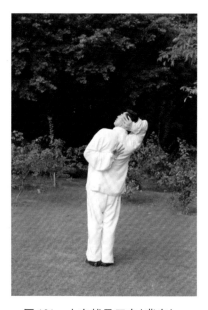

图121　九鬼拔马刀右（背身）

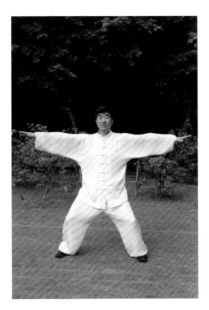

图122　十字通关阳掌

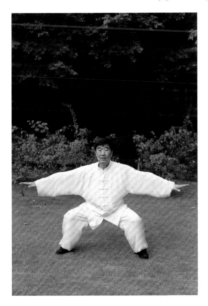

图123　雄鹰闪翅一

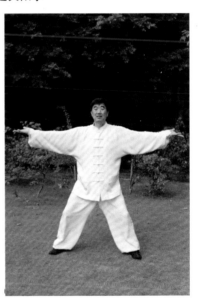

图124　雄鹰闪翅二

（12）韦陀献杵式。接上式，双掌合十成献杵状，眼视前方，呼吸三口。见图125。

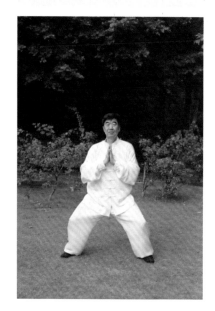

图125　韦陀献杵

（13）仰面朝天式。接上式,双腿站直,仰面朝天,双掌举过头顶,眼视双掌,吸气时脚跟抬起,身体上挺,呼气时脚跟下落,身体放松,反复三次,呼吸三口。见图126、图127。

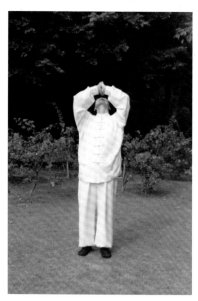

图126　仰面朝天一

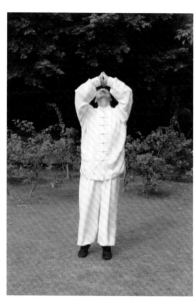

图127　仰面朝天二

（14）定气合神式。接上式,双掌收回至小腹前,左掌在下,右掌在上,掌心朝上,呼吸一口,收式。见图128。

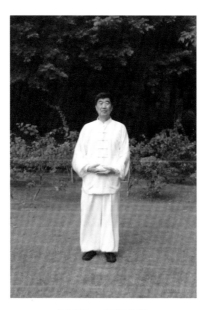

图128　定气合神

3. 饮食调理法

（1）清热健脾汤。用一段山药加半斤冬瓜熬成汤,冬瓜能清热消肿利水,山药可以滋阴利湿、健脾补肾。

（2）莲藕滋养汤。取适量莲藕煮熟炖汤,可以增强脾胃功能,促进脾胃蠕动。

九、芒种养生

芒种是二十四节气中的第九个节气,"芒"指麦类作物成熟,"种"指谷黍作物的播种,亦就是夏熟作物收获,秋收作物播种的时节。芒种季节是补心的黄金期。芒种是热季的第二节气,心火逐渐加强,需要养心补血,增强脾胃功能。

芒种养生的最佳方法有:

1. 经络疏通法

芒种是驱寒的好时机,可以选择四个手法疏通经络:

(1)点中脘。中脘在任脉的脐上4寸,这是胃的墓穴。用食指和中指点按此穴36次,会有一种热感,可以治胃寒、胃痛、呕吐、池泻,还能缓解紧张焦急情绪。

(2)敲天枢。天枢属于胃经,紧连大肠,最容易通畅排便。天枢穴在肚脐旁开三指处,用空拳敲打,每次5~10分钟,敲至小腹发热为止。

(3)揉心窝。心窝即中脘上、胸骨下的位置,可将双手交叠,用劳宫穴顺时针和逆时针各揉36圈,可以养胃、减压。

(4)推举舒经法。坐式,双手由胸前上提,掌心朝上,掌指相对至胸前,接着向外旋转一圈,使双掌向上推举,如负重物,掌指朝后,仰头目视双手3秒,提举时吸气,落手时呼气,一举一落36次,呼吸36口。

2. 妙智养生(芒种)功法

(1)定气合神式。身体直立,双脚与肩同宽,双手左右分开,再合抱于脐上，左手托住右掌，掌心朝上，眼视前方，呼吸三口。见图129。

（2）韦陀献杵式。接上式，双掌分向两侧、再向上、向中合十抱于胸前，眼视前方，呼吸三口。见图130。

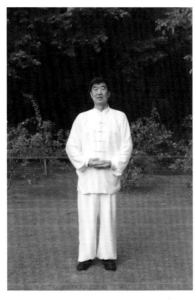
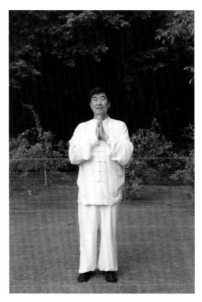

图129　定气合神　　　　　　　　　图130　韦陀献杵

（3）双手推门式。接上式，双掌由两肩前，立掌向前推出，掌心朝前，掌指朝上，同时双脚跟抬起，十指抓地，眼视前方，呼吸三口（此法可以打通三阴经，疏通气血）。见图131。

（4）舒筋理脉式。接上式，双掌收至两肩前，再外旋分别向左右推出，掌心朝外，掌指朝上，呼吸三口。见图132。

（5）双手托天式。接上式，双掌从两侧向下、向中至小腹前，再向上托起至胸前，接着双掌外旋向上，如托一个大气团，举过头顶，眼视双掌，呼吸三口。见图133。

（6）二山峙立式。接上式，双手外旋落于两肩上方，掌心相对，掌指与头平，眼视前方，呼吸三口。见图134。

（7）青龙探爪左式。接上式，头向左转，左掌搂住右肋，右掌向左侧探出，掌心朝下，掌指朝前，同时腰随右掌左转，眼视右掌，呼吸三口。见图135。

（8）青龙探爪右式。接上式，头向右转，右掌搂住左肋，左掌向右侧探出,掌心朝下,掌指朝前,同时腰随左掌右转,眼视左掌,呼吸三口。见图136。

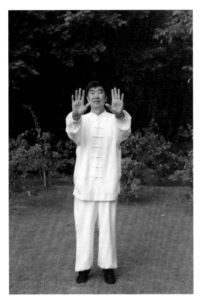

图131　双手推门

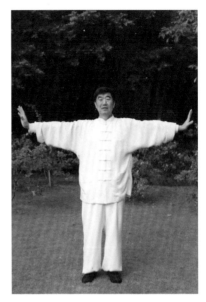

图132　舒筋理脉

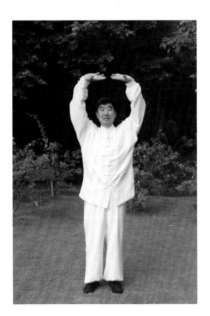

图133　双手托天

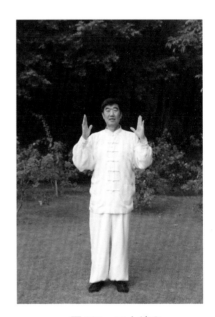

图134　三山峙立

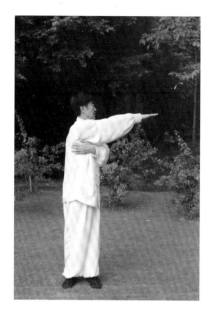

图 135　青龙探爪左

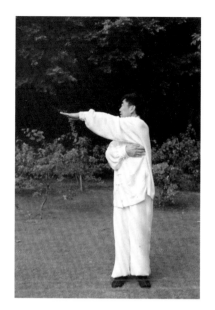

图 136　青龙探爪右

（9）双臂横竑式。接上式，双掌交错收至胸前，掌指相对，掌心朝卜，眼视前方，呼吸三口。见图137。

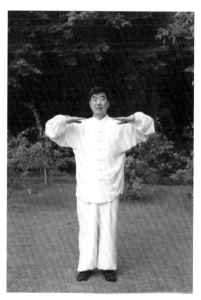

图 137　双臂横竑

妙智养生功

（10）十字通关俯掌式。接上式，双掌收回至胸前，双掌相叠，左掌在上，右掌在下，内外劳宫相对，接着下按至小腹前，眼视前方，呼吸三口。见图138、图139。

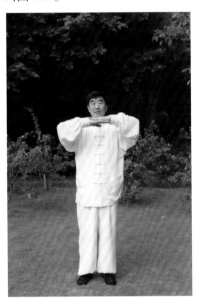
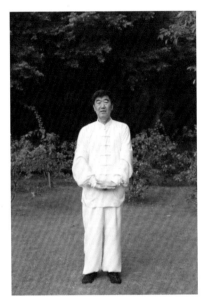

图138　十字通关俯掌一　　　　　　　图139　十字通关俯掌二

（11）十字通关挤掌式。接上式，双掌上提至胸，再如推重物般平挤至正前方，掌心朝后，眼视双掌，呼吸三口。见图140。

（12）十字通关推掌式。接上式，双掌收回至胸，再向下翻转180度，将双掌平推至正前方，掌心朝前，眼视双掌，呼吸三口。见图141。

（13）十字通关横掌式。接上式，双臂向两侧拉开，掌与肩平，掌心朝外，掌指朝前，眼视前方，呼吸三口。见图142。

（14）十字通关后托式。接上式，双臂从两侧环绕至尾骨上方，两掌相叠，右手在上，左手在下，掌心朝上，眼视前方，呼吸三口。见图143（正身）、图144（反身）。

（15）仰面朝天式。接上式，双手从两侧收至胸前合十，呼吸一口，再将双掌举过头顶，仰面看着双掌，吸气时脚跟抬起，呼气时脚跟着地，共抬落三次，呼吸三口。见图145、图146。

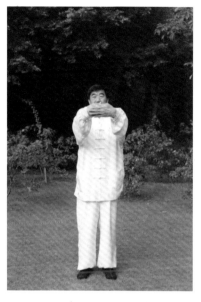
图 140　十字通关挤掌

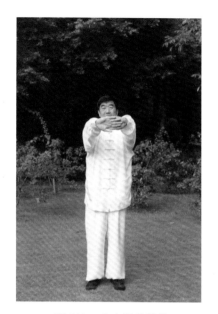
图 141　十字通关推掌

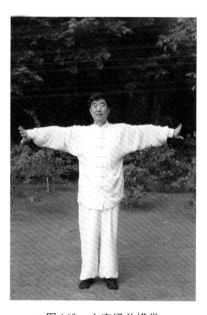
图 142　十字通关横掌

65

妙智養生功

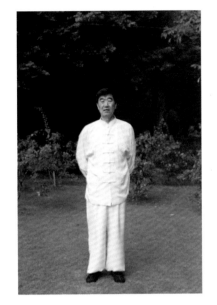

图143 十字通关后托（正）

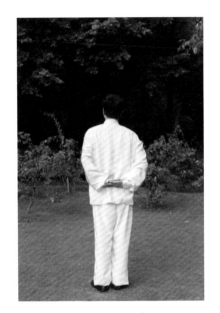

图144 十字通关后托（反）

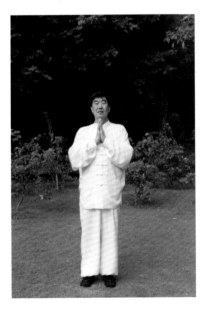

图145 仰面朝天一

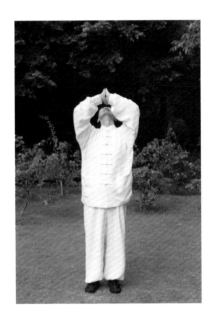

图146 仰面朝天二

(16)定气还原式。接上式,将双掌从两侧环抱至腹前,右掌放于左掌之上,掌心朝上,眼视前方,呼吸三口。收式。见图147。

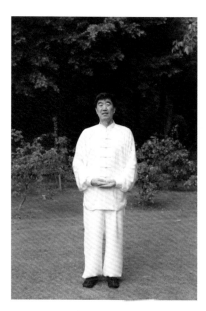

图147　定气还原

3.饮食调理法

(1)养血鲜鸡汤。将当归10克、川芎8克、白芍12克、熟地12克,与适量新鲜鸡肉炖汤,味道鲜美,能够活血、养血(尤其对女人更好)。还能改善情绪,对健忘、失眠也有疗效。

(2)健脾益肾汤。取山药、茨实各15～30克,适当加点陈皮温火煲汤,其性味甘平,有健脾益肾祛湿作用,适宜脾胃虚弱者。

十、夏至养生

夏至是我国最早的节日,古时称"夏节"。宋朝的夏节,百官要放假三天。夏至是酷夏已至时节。俗话说,冬至一阳升,夏至一阴生。此时正是阴阳转换阶段,白天最长,阳气最旺。阴阳的规律是物极必反,夏至过后,阴气自然要发芽。《素问·四气调神大论》曰:"使志无怒,使华英成秀,使气得泄,若所爱在外,此夏气之应,养长之道也。"就是说夏季要神清气和,快乐欢畅,心胸宽阔,精神饱满,以利于气机通泄。所以,顺应自然变化,滋阴养肾就是必然的了。其一要保持喜悦、快乐的心情,开开心心每一天;其二要保持良好的睡眠,尤其要睡好子午觉;其三是食阴养阴,多吃一些鸭肉、冬瓜、紫菜、百合、番茄等属阴的食物。

夏至养生的最佳方法有:

1. 经络疏通法

(1)玉带环腰推揉法。双手合十,指尖向前,掌跟顶住肚脐,用力向两侧推,推到腰的两侧,手背与后腰的命门穴相对,再由手背而掌根据回来,反复推揉5~10分钟,可有效地打通带脉经络,达到一通百通的效果。

(2)神猴献果通络法。两脚平行,与肩同宽,双手旋腕转掌抬至上焦肺的位置,两手五指捏成爪状,先左脚向前成左弓步,左手前伸,手心朝上,右手后带,手心朝下,左右手反复,各21次。再换右脚成右弓步,双手动作与前相同,各21次。

(3)摇山晃海通络法。双腿成马步,两手掌伏按于两膝上,先转头由左、向前、向右旋转,腰随之而动,接着拱腰带动头颈再向左转,为一次,反复旋转七次,再以此法换成由右侧向左旋转,反复旋转七次(可疏通心经络脉,排除心内邪火)。

(4)"呵"(ke)字养心秘诀。身体直立,双臂向两侧抬起,手心朝下,当双手与肩平时，双掌上旋，掌心朝上，搂气至前额上方，两劳宫斜对膻中，两眼平视，此时吸气，接着默念"呵"字，此时呼气，一呼一吸为一次；接着将双手贴前身下行，再向两边抬起至前额上方，做第二个"呵"字功，反复 3~7 次。

（5）睡好子午觉。午觉可以培阳生阴，子觉可以养阴生阳。睡前先静一静，放松心情，躺下再揉一揉，双手相叠，劳宫穴对应关元穴，顺 100 圈，逆 100 圈，将气血汇集于关元穴，以达到百气归元、身心安逸的作用。这样可以调动人体经络的自我修复功能，睡得越深越好。早上醒来应该再揉一揉小腹。

2. 妙智养生（夏至）功法

"无极桩功"十二法。（此桩功为道家秘传功法，每法 3 分钟为宜，练功时双掌和小腹均有麻热胀感）

（1）抱球式。两脚与肩同宽，微曲，双手合抱，两手劳宫对着丹田，相距 10 ~ 15 厘米，两眼内视，舌舐上腭，鼻吸鼻呼，自然呼吸，静守 3 分钟。见图 148。

（2）提球式。接上式，双手上提，手指朝下，两手劳宫对肚脐，如提东西状，意想双手中提抱着一个白色气团。静守 3 分钟。见图 149。

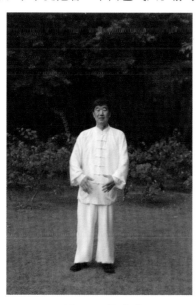

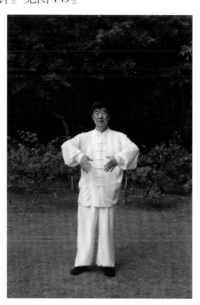

图 148　抱球式　　　　　　　图 149　提球式

（3）搂球式。接上式，双手由脐前经两胁再向前环抱，两手劳宫对膻中，意想抱着白色的气团。静守3分钟。见图150。

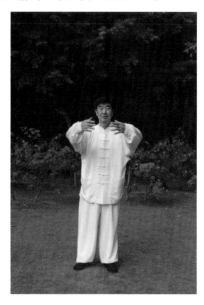

图150　搂球式

（4）顶球式。接上式，双手从两侧举过头顶，双手劳宫穴相对，手指朝上，环抱着顶在头上的白色气团，静守3分钟。见图151。

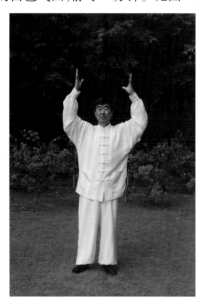

图151　顶球式

（5）背球式。接上式，双手由上至腋下沿两肋环抱于命门穴处，掌心朝上，意想背着一个白色气团，静守3分钟。见图152（正）、图153（反）。

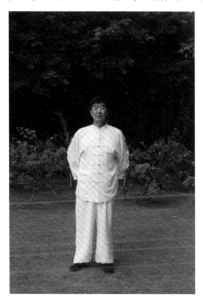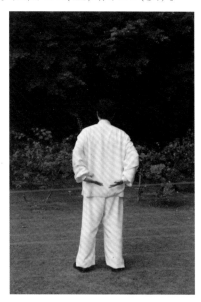

图152　背球式（正）　　　　　　图153　背球式（反）

（6）弓球式。接上式，双手向两侧分开，左手抬起至左前方，掌心斜对膻中，右手立掌于膻中前，两劳宫相对，如弓状，意想双手弓抱的气团，两腿微曲，静守3分钟，接着右转身，改换右手在右前方，掌心对膻中，左掌立于膻中前两劳宫相对，意想双手弓抱的气团，静守3分钟。见图154、图155。

（7）携球式。接上式，右手托球至左肋侧，左手扶着球；反之，左手托球至右肋侧，右手扶着球，意想携着的气团。分别静守3分钟。见图156、图157。

（8）担球式。接上式，身体直立，两臂向两侧伸开，掌心朝上，意想双掌托着两个气团，静守3分钟。见图158。

（9）托球式。接上式，双手从两侧向下丹田处汇合，掌指相对，如托着气团。静守3分钟。见图159。

（10）掐球式。接上式，双手原位内旋变爪，如掐着一个千斤球在丹田处，意想千斤球，静守3分钟。见图160。

（11）按球式。接上式，双手原位旋转成俯掌，掌心朝下，掌指相对，意想掌下按着一个气团，静守1分钟。见图161。

妙智養生功

MIAOZHI YANGSHENG GONG

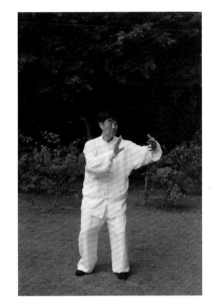

图154　弓球式左

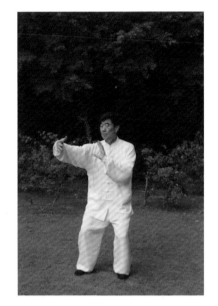

图155　弓球式右

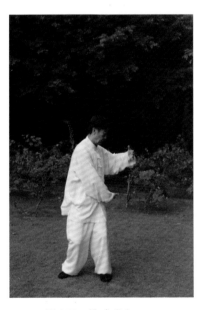

图156　携球式左

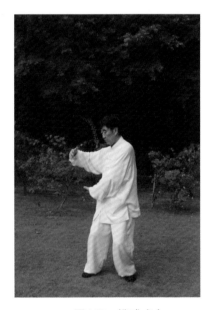

图157　携球式右

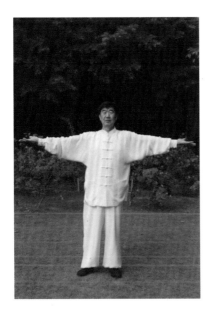

图 158　担球式

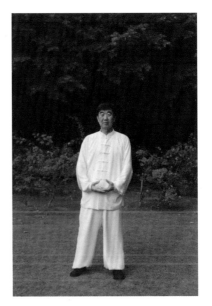

图 159　托球式

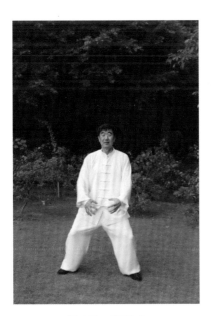

图 160　掐球式

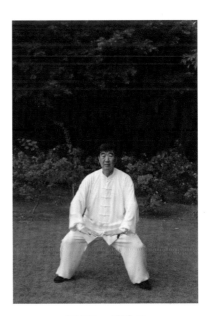

图 161　按球式

妙智養生功

（12）照球式。接上式,双手下旋,变掌心斜向内,意想托着的气团照着会阴处,静守 1 分钟。起身贯气收式。见图 162、图 163。

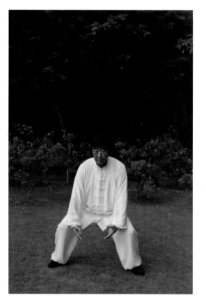

图 162　照球式

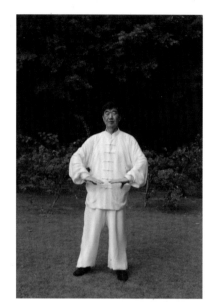

图 163　贯气收式

3. 饮食调理法

（1）六味地黄粥。用 15 克生地（地黄）煮半小时后去渣,再加 100 克粳米、25 克百合、枸杞一把、枣仁 10 个、大枣 5 颗,一并煮成粥喝。

（2）玉竹润养汤。取玉竹、沙参各 15～20 克,加适量鸭肉煲汤。沙参、玉竹性味甘平,偏寒,有滋阴润肺养胃的作用。

十一、小暑养生

小暑是伏天的开始,为小热,还没到最热。此季节应防暑避热,多调整颈肩。小肠经随着心经气血旺而跟着旺盛。因此颈椎肩周不好的人应该及时调理。还要注意饮食,祛湿热,养心,防腹泻。

小暑养生的最佳方法有:

1. 经络疏通法

(1)敲小鱼际。手心朝自己,用双手的小鱼际相互敲。一有时间就敲一阵,达到200次为好。小肠经起于小指,顺手臂外侧后绕到肩胛处,可以改善小肠经循环,调理肩颈问题。

(2)敲打列缺。此穴在桡骨茎突上方,腕横纹上一寸凹陷处。此穴有清头明目的效果,可改善颈痛、头痛、目眩状况。可以用拇指揉按,亦可用食指弹敲,双手各敲50次,不要太重。

(3)对摩大鱼际。两手对摩大鱼际,至头身微微发热即可,可以增强免疫力,预防感冒。

(4)仰俯舒筋法。屈膝蹲坐,两手于背后撑地,十指尖朝后,胳膊伸直,左腿向前伸直,脚跟着地,右腿大腿压住小腿,目视前脚尖,身体重心向后仰望再向前探望,仰望是吸气,探望是呼气,如此,左右交换各做15次(治腿、膝、腰、脾风湿,咽干,咳嗽,小腹胀等)。

2. 妙智养生(小暑)功法

(1)大雁展望式。身体直立,两手自然垂放于大腿两侧,右腿后撤半步,重心放在右腿上,左腿脚跟略抬,成左虚步,双臂从两侧向前举过头顶,掌心斜相对,吸气一口;接着身体重心移至左腿,右脚跟抬起,同时,双臂由上而下至臀部两侧,掌心向后,挺胸平视前方,呼气一口。见图164、图165。

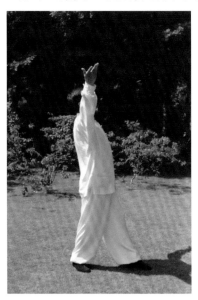 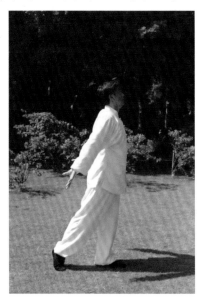

图 164　大雁展望一　　　　　　图 165　大雁展望二

(2)转身采气式。接上式,右腿向前半步,与左脚齐,双掌劳宫穴贴在中府穴上;接着先缓缓回头望右侧身后,此时呼气,再缓缓转回正身,此时吸气,再改换回头望左侧身后,缓缓呼气,再转回正身,深深吸气,一左一右为一次,共做三次,呼吸六口。见图166、图167、图168。

(3)背翅抱气式。接上式,两手向下,向前环抱再旋转上推,眼视双掌,接着,两手向两侧后划弧,手心斜向上,手指斜相对,两手合谷穴对着精门穴(两肾处),以腰为轴,向右侧后转体,眼看右后方,吸气一口,再转回原位,呼气一口,接着向左侧转体,吸气一口,再转回原位,呼气一口,一左一右为一次,共做三次,呼吸六口。见图169、图170、图171、图172。

(4)振翅洗胁式。接上式,双掌分向两侧做搂气贯气式,而后正身站立;接着先右手沿右胸前由上而下而前而上抖动7圈,再换左手沿左胸前同样抖动7圈,以手掌带气洗涮胸胁呼吸随动作协调进行。见图173、图174、图175。

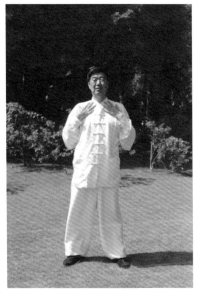
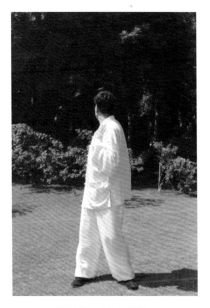

图 166　转身采气一　　　　　　图 167　转身采气二

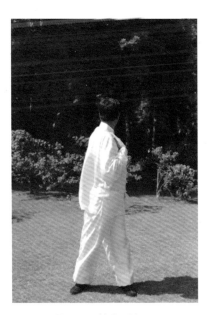

图 168　转身采气三

妙智養生功

MIAOZHI YANGSHENG GONG

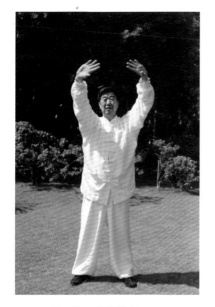

图 169　背翅抱气一

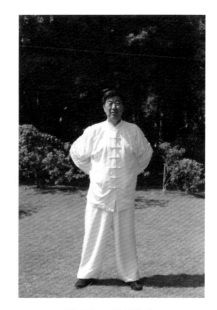

图 170　背翅抱气二

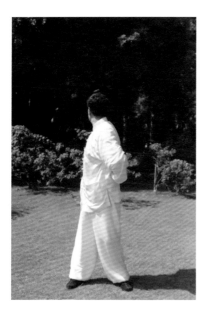

图 171　背翅抱气三

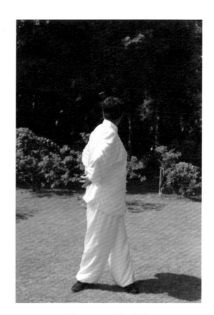

图 172　背翅抱气四

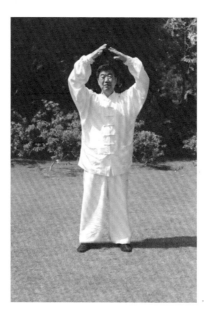

图173 振翅洗胁一

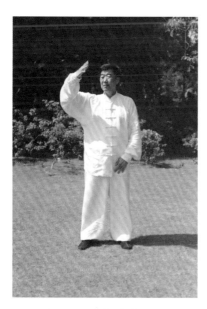

图174 振翅洗胁二

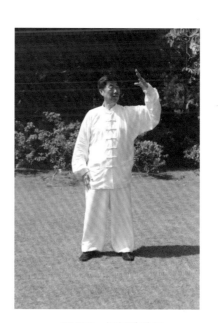

图175 振翅洗胁三

（5）大雁涮膀式。接上式,将双手五指捏成勾手,同时放在两个肩禹穴

妙智養生功

上,先右肩带动右臂从后向上再向前转 360 度,转 3 圈,再换左肩带动左臂,同样转 3 圈,呼吸随动作协调进行。见图 176、图 177、图 178。

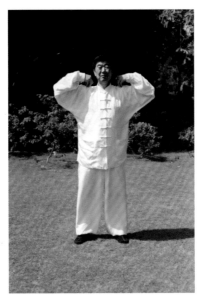

图 176　大雁涮膀一

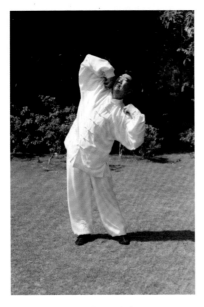

图 177　大雁涮膀二

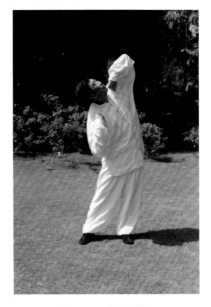

图 178　大雁涮膀三

（6）展翅洗胸式。接上式，双手由肩禹穴自然放松向下甩，接着双掌劳宫对着丹田，由下而上抖动洗胸至天突，再由上而下抖动洗胸至曲骨为一圈，共抖动七圈，以排除浊气。见图179、图180。

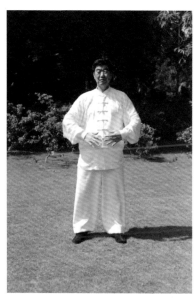

图179 展翅洗胸一

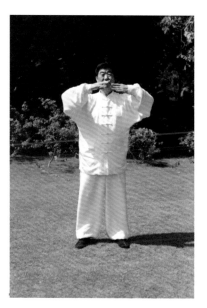

图180 展翅洗胸二

（7）大雁洗头式。接上式，身体直立，双手举过头顶，两掌心相对，接着双手掌抖动，同时随着头由左向前向右向后的转动而抖转3圈，然后再改按随着头由右向前向左向后的转动而抖转3圈（转圈时应带动肩腰一同晃动）。见图181、图182、图183。

（8）展翅起飞式。接上式，双手落至腹前，由下沿胸向上再向两边伸展抖动，抖回到原点为一圈，共抖动七圈，自然呼吸。见图184、图185。

（9）落膀收翅式。接上式，双掌从小腹向两边向上向中向下抖动至小腹，为一圈，共抖动七圈，随动作协调呼吸。见图186、图187。

（10）吐纳贯气式。接上式，双手放松，从两侧斜前方搂气至前额，再沿任脉将气贯入下丹田，连续三次，呼吸三口。见图188、图189。

81

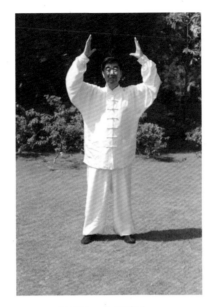

图 181 大雁洗头一

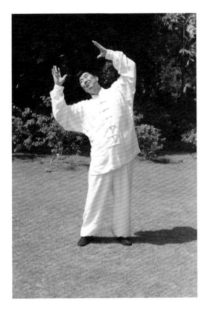

图 182 大雁洗头二

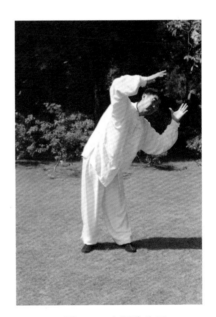

图 183 大雁洗头三

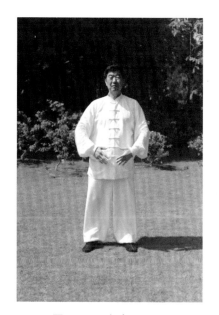
图184 展翅起飞一

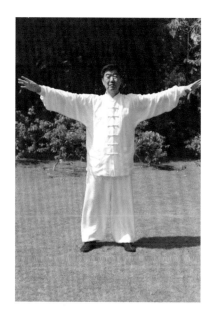
图185 展翅起飞二

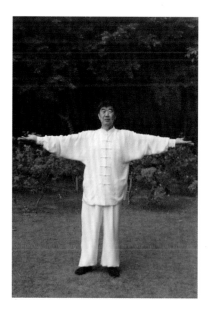
图186 落膀收翅一

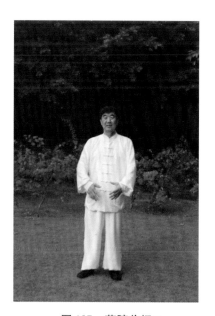
图187 落膀收翅二

妙智養生功

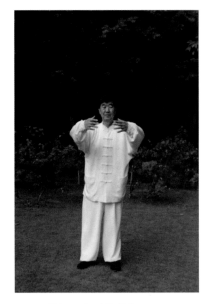
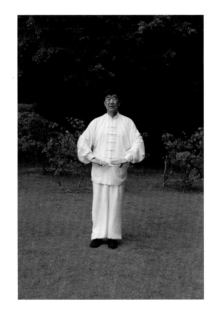

图 188　吐纳贯气一　　　　　　　　图 189　吐纳贯气二

3. 饮食调理法

（1）桃花蜂胶茶。用开水泡桃花 7 朵，待水温降至 40 度后，将 10 滴蜂胶混在蜜里搅匀兑入水中，喝起来清香可口，可以净化血液，排毒保健（男人保养前列腺，女人可以润肤）。

（2）清汤大白菜。以叶为主，加少量菜帮，加水煮，不放盐，可适量放少许辣椒、花椒及去皮生姜，连着吃两天，可以达到奇佳的排毒效果。

十二、大暑养生

大暑为最热季节,温度高,湿度大,人的消耗增多,易出汗,却是冬病夏治的最好时机,如支气管炎、肺水肿、哮喘等,还可以抓住时机祛除体内寒湿,以扶养阳气。饮食方面应多酸、多甘,补气去火。

大暑养生的最佳方法有:

1.经络疏通法

(1)朱砂掌拍打两膝。每天用手掌在膝关节的内外两侧连续拍打,几分钟后就会起痧,这就是关节里的寒湿,两个膝关节,各拍5分钟或出痧即可,每周拍打一次,可以活血化瘀通经络。

(2)敲合谷。两手握空拳,左右合谷穴对敲或互换敲36次(或81次)。

(3)敲后溪。两掌张开或握空拳,掌心向里,对敲掌中横纹外缘处,即:后溪穴各36次(或81次)。

(4)叉虎口。两手拇食指张开,掌心向里,对叉各36次(或81次)。

2.妙智养生(大暑)功法

(1)二虎争力式。身体直立,两脚与肩同宽,两手拇指外翘,四指攥紧,放于小腹前侧,每数一个数,拇指上翘、四指抓紧一次,共数49个数,节奏均匀,呼吸自然,眼视前方。见图190。

(2)垂拳握力式。接上式,体势不变,双手将拇指横放于掌心,用四指握住拇指,垂放于大腿两侧。每数一个数,四指收紧一回,共数49数,两拳收放49次,两眼平视。见图191。

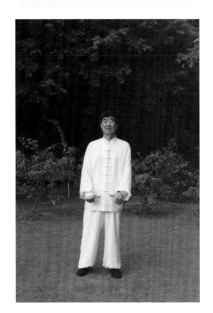

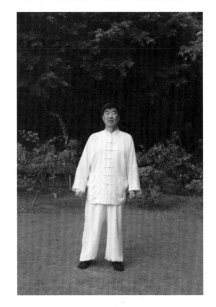

图 190　二虎争力　　　　　　　　　图 191　垂拳握力

（3）炮拳握力式。接上式，将双臂举过头顶，两拳式不变，拳心向后，拇指朝外，每数一数，四指收紧一回，共数 49 数，两拳收放 49 次，眼视前方。见图 192。

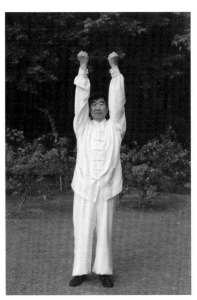

图 192　炮拳握力

（4）冲拳握力式。接上式，将双臂伸向正前方，两拳眼朝上，每数一数，四指收紧一回，共数49数，两拳收放49次，眼视前方。见图193。

（5）横拳握力式。接上式，将双臂伸向两侧，与肩平，两拳心朝前，拳眼朝上，共数49数，两拳收放49次，眼视前方。见图194。

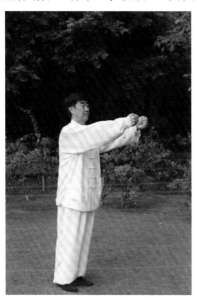
图193　冲拳握力

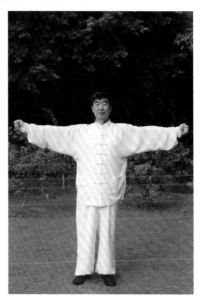
图194　横拳握力

（6）肩禹握力式。接上式，两小臂弯曲，将两拳眼对着肩俞穴，每数一数，四指收紧一回，同时肘尖向上微翘一下，共数49数，两拳收放49次，眼视前方。见图195。

（7）贯耳握力式。接上式，两小臂向外侧立起，与肩臂成直角型，拳眼对着双耳，拳心朝前，共数49数，两拳收放49次，眼视前方。见图196。

（8）冲拳握力式。接上式，其动作与（4）相同，见图197。

（9）天突握力式。接上式，双拳收至颌下天突处，拳心对着天突，共数49数，两拳收放49次。见图198。

（10）命门握力式。接上式，将两拳收至命门穴两旁，拳眼相对，拳心朝外，眼视前方，共数49数，两拳收放49次。见图199。

（11）丹田握力式。接上式，两拳由命门滑至丹田前，拳眼相对，拳背朝外，眼视前方，共数49数，两拳收放49次。见图200。

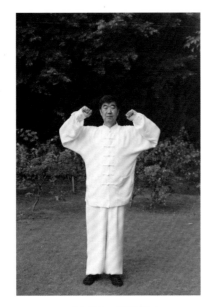 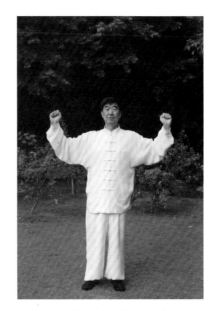

图 195　肩禹握力　　　　　　　　图 196　贯耳握力

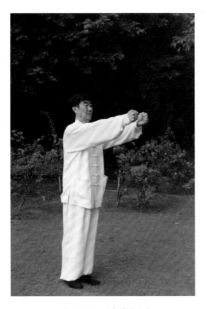 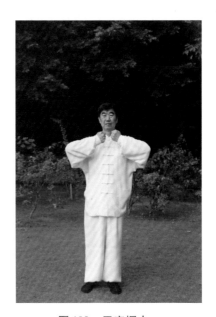

图 197　冲拳握力　　　　　　　　图 198　天突握力

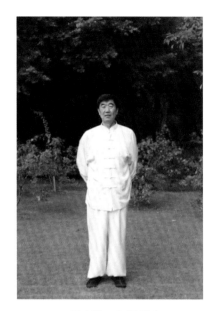

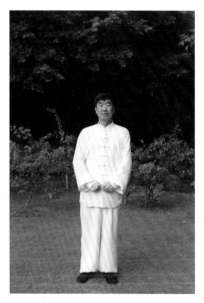

图199　命门握力　　　　　　　　　　图200　丹田握力

（12）五轮着力式。接上式，将两拳变掌，托至两眼前，两臂略弯曲，双掌着力上托，双肘向下顶，共数7数。接着双臂外旋贯气，还原收势。见图201、图202。

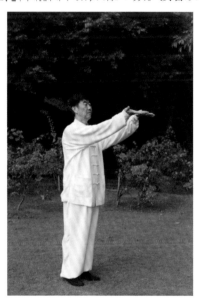

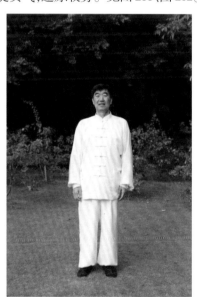

图201　五轮着力　　　　　　　　　　图202　还原收式

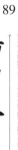

妙智養生功

3.饮食调理法

(1)姜丝茶。将切得细细的姜丝用开水闷泡,待水略温后再兑入蜂蜜,次日早晨喝。如果没有火气,亦可不喝。喝1~2次即可。

(2)淡盐水,绿豆汤。淡盐水可以补充体虚气弱,绿豆汤可以解毒清火。大暑为一年中最热时节,防暑降温不可忽视,同时雷阵雨最多,有谚语说:"东闪无半滴,西闪走不及",也形容为"西北雨,落过无车路"。此时暑湿之气容易乘虚而入,心气易于亏耗,体虚气弱者容易中暑,一旦有头昏、心悸、胸闷、盗汗等症状,应先到通风处休息,喝点淡盐水或绿豆汤等,也可服用一些人丹、十滴水等。

(3)五谷杂粮粥。五谷杂粮粥是最神妙的补品。饮食营养是暑天养生益寿的保障。古人称:"世间第一补人之物乃粥也""日食二谷米,胜似参芪一大包"。粳米粥为滋生化育神丹,糯米粥为温养胃气妙品,如果有五种杂粮,放在一起经常熬粥喝,效果更佳。另,每日清晨也可饮一杯凉白开水,对身体非常有益。清拌茄子,可以健脾和胃,清热通窍;炝拌什锦(西红柿、木耳、白菜等),可以生津止渴,解毒化湿;绿豆南瓜汤,还可以防暑、生津益气。

十三、立秋养生

《内经》四气调神大论提到:秋三月,此谓容平,天气以急,地气以明,早卧早起,与鸡俱兴,使志安宁,以缓秋刑,收敛神气,使秋气平,无外其志,使肺气清,此秋气之应,养收之道也。立秋与大暑是暑湿合伙肆虐的时段,这时养生的关键是清热祛湿。

立秋养生的最佳方法有:

1.经络疏通法

(1)立秋时节刮刮痧,个个活过八十八。可以用刮板或小瓷勺,备一点橄榄油。首先刮背部脊椎两旁的腧穴区肉厚的部位,自上而下,可分成三段,先上、次中、再下段,且最好先左后右(一条线15~20遍为宜)。重刮为泄,轻刮为补,实则泄之,虚则补之。

(2)按摩鼻。将两拇指背搓热后,沿鼻梁上下按摩36次(治伤风鼻塞)。

(3)按摩喉。端坐,用手之虎口沿咽喉部向下按搓,直至胸部(止咳化痰)。

(4)按天突。用拇指按天突3至5分钟,具有止咳平喘作用。

(5)"呬"(xia)字养肺秘诀。身体直立,两脚与肩平,双手向里向上沿任脉捞气到膻中穴(吸气),再将两掌心向外向两侧分开至伸平,两掌心朝外,掌指朝上,口中默念"呬"字时呼气,反复做七次,收功。此功法可以疏经理肺。

2.妙智养生(立秋)功法

(1)定气合神式。身体直立,两脚与肩同宽,双掌叠抱于小腹前,左手在

91

妙智養生功

YIAOZHI YANGSHENG GONG

下,右手在上,掌心朝上,眼视前方,呼吸三口。见图203。

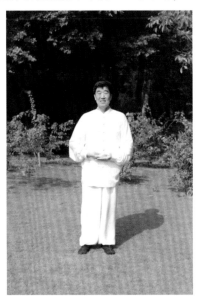

图203　定气合神

（2）马上献杵式。接上式,双掌合十于胸前,呼吸一口,接着双腿分开,略宽于肩,蹲成马步,双掌由下向前向上再架于胸前,呼吸三口。见图204、图205。

（3）悬吊金钟式。接上式,两臂左右分开,缓缓划弧上举,至头顶上方,双掌合十,如悬吊金钟状,呼吸三口。见图206。

（4）伏耳抱柱式。接上式,将双掌由上直接落于脑后,背在背肩上,十指朝后,呼吸一口;接着双掌根掩耳,双肘由两侧向前合抱,呼气一口,再向后张,吸气一口,反复三次,呼吸三口,眼视前方。见图207。

（5）倒运河车式。双掌抱头,向前弯曲,至前额贴在腿上,或两小臂贴在腿两侧,意想丹田之气从间尾到百会,由百会沿任脉到丹田,如黄河倒流,呼吸三口。见图208。

（6）昂头吊尾式。双掌十指抓地,腰由后向前向上拱起,两脚跟抬起为一次,反复三次,呼吸三口。见图209、图210、图211。

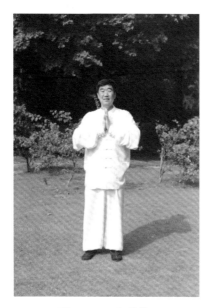

图 204　马上献杵一

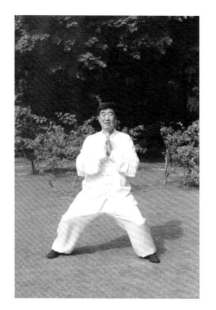

图 205　马上献杵二

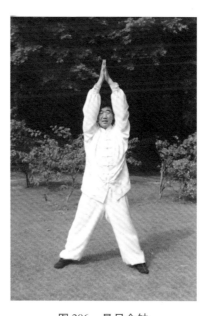

图 206　悬吊金钟

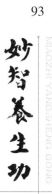

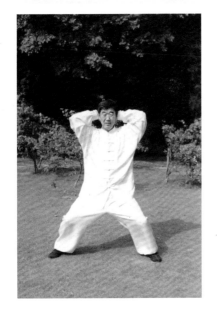

图 207　伏耳抱柱

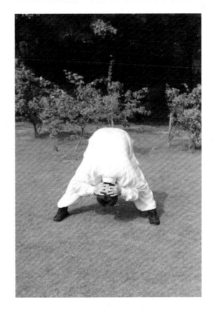

图 208　倒运河车

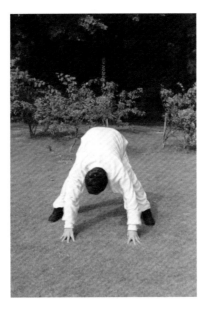

图 209　昂头吊尾一

（7）灵猫拱脊式。双手按在双脚背上，掌指朝外，脊背由下向上拱起（吸气），下降时呼气，反复三次。见图212。

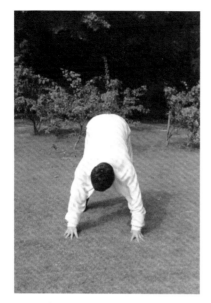
图210　昂头吊尾二（正身）

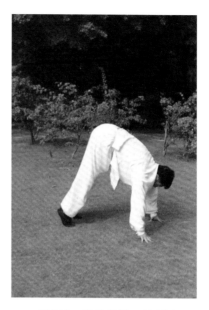
图211　昂头吊尾二（侧身）

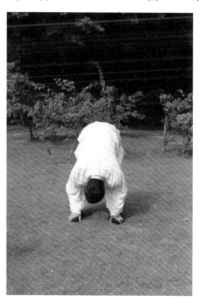
图212　灵猫拱脊

（8）韦陀献杵式。接上式，挺起脊梁，蹲成马步，双手合十，呼吸三口。见图213。

妙智養生功

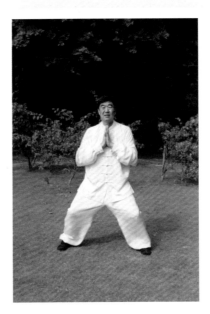

图 213　韦陀献杵

　　(9)仰面朝天式。接上式,身体轻轻立起,双掌合十,举过头顶,仰面观望双掌,吸气时抬脚跟上顶,呼气时脚跟落地,共呼吸三口。见图214、图215。

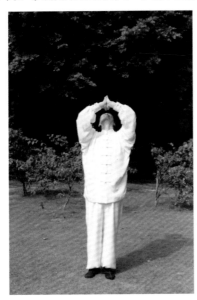

图 214　仰面朝天一

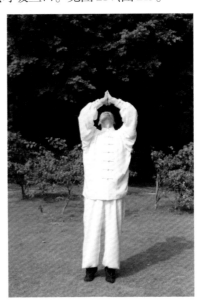

图 215　仰面朝天二

　　(10)合神定气式。接上式,双掌收于小腹前,右手掌放在左掌上,掌心朝上,呼吸三口,收式。见图216。

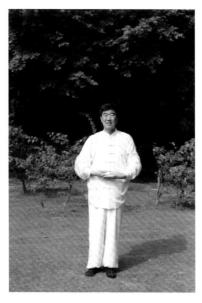

图216　合神定气

3.饮食调理法

（1）最佳排毒饮料—鱼腥草梨汤。将鱼腥草、白梨加冰糖一起炖着喝,最能解毒滋阴、祛火除湿保健康。

（2）萝卜粥。用新鲜萝卜250克洗净切碎,煮沸后加入适量粳米成粥。每天喝两次,可治咳嗽痰多、胸闷气促。

十四、处暑养生

谷到处暑黄,家家户户祛湿忙。此时节是"丰收"喜悦的时候。此季节暑热减弱,炎热渐止,但湿气还很重,应该继续激发膀胱经,排毒祛湿,尽可能在天凉之前把余毒扫地出门。

处暑养生的最佳方法有:

1. 经络疏通法

(1)颈椎按摩法。双手十指交叉在后颈部,以双手掌跟提捏颈肌至发热。颈部是膀胱经的上部枢区,揉捏颈椎,可以排除头部和面部毒素,可治疗头痛、颈椎病、头昏眼花等,可以使头脑变轻松。

(2)椎骨敲打法。双手握拳,轻轻用拳眼敲打尾骨以上、命门以下的部位。这是膀胱经的中部枢纽,是八穴所在。刺激此部位可以清除上半身的毒素,改善腰部酸痛、坐骨神经痛、痔疮等问题。也对治疗生殖系统疾病有效,尤其对妇科更好,可以消炎、活血、化瘀。

(3)委中拍打法。坐在凳子上,两脚平放于地面,会阴穴压到凳子檐内,用手掌拍打后膝窝正中的委中穴。这是膀胱经排毒管道的窗口。经常坐办公室的人,腰背部常有问题,多拍拍委中穴,就可以排毒。中医讲"腰部委中求",就是这个道理。

(4)脚趾功。用脚趾练习"石头、剪子、布"。十趾抓地卷起为"石头",大脚趾翘起为"剪子",脚掌放平、十趾分开为"布"。可以治疗腰腿不适病症。

2. 妙智养生（处暑）功法

（1）定气合神式。正身站立，两腿与肩同宽，右手放在左手上，手心朝上，凝神定气，呼吸三口。见图217。

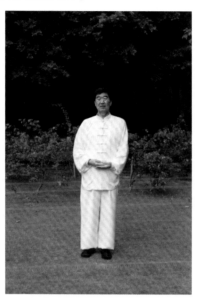

图217　定气合神

（2）马上交关式。接上式，双掌合十，呼吸一口；接着蹲成马步，将双掌由胸前向下向前再向上做打恭式，而后十指交叉成罗汉拳，抱于胸前，眼视前方，呼吸三口。见图218、图219、图220。

（3）马上提缰式。接上式，将双手罗汉拳向正前方伸出，如同提起马缰，眼视前方，呼吸三口。见图221。

（4）马上抛缰式。接上式，双手向内下旋，转换成叉巴掌向前推出，掌心朝前，如同抛缰，眼视前方，呼吸三口。见图222。

（5）左右分缰式。接上式，双掌横着向两面分开，掌指朝上，眼视前方，呼吸三口。见图223。

（6）反手交关式。接上式，双掌从两侧推至命门，同时两掌交叉抱拳，反手交关，眼视前方，呼吸三口。见图224（正）、图225（反）。

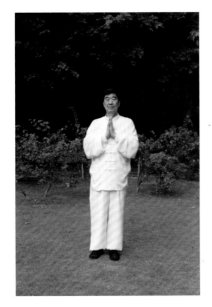

图218　马上交关一

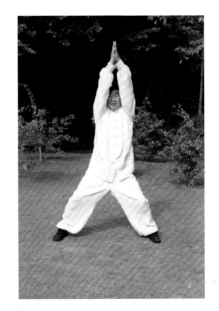

图219　马上交关二

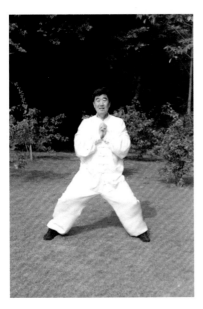

图220　马上交关三

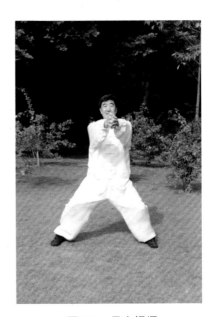

图221　马上提缰

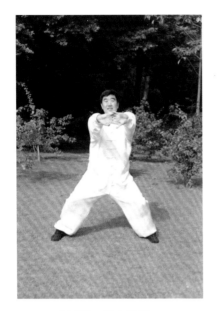

图 222 马上抛缰

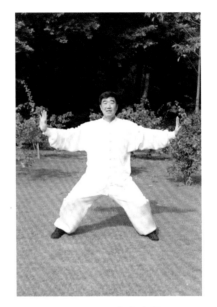

图 223 左右分缰

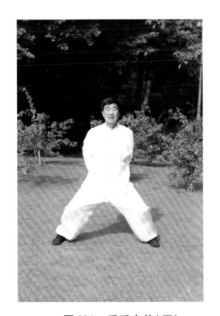

图 224 反手交关（正）

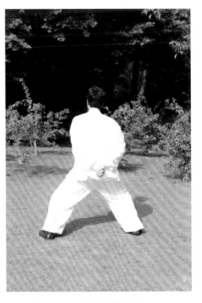

图 225 反手交关（反）

妙智養生功

YIIAOZHI YANGSHENG GONG

（7）马上攀扬式。接上式，双掌从两侧向两臂上方举起，手指朝上，手心相对，眼视前方，呼吸三口。见图226。

（8）双手托天式。接上式，双手掌心朝下，从头顶落至脑后，接着翻掌上旋，双掌托起高举过头顶，十指相对，身体挺起，眼视双掌，呼吸三口。见图227。

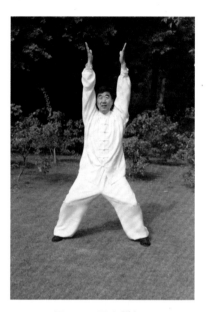 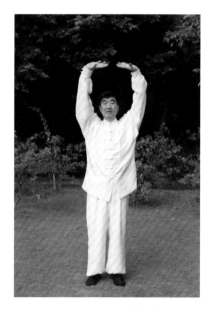

图226　马上攀扬　　　　　　　　图227　双手托天

（9）一团和气式。接上式，双掌收于两肩前，掌心相对，眼视前方，呼吸一口。见图228。

（10）仰面朝天式。接上式，双掌合十，仰面上举，两眼目视双掌，吸气时两脚跟抬起，头与双掌上顶，呼气时脚跟着地，呼吸三口。见图229、图230。

（11）合神定气式。接上式，双掌收叠于小腹前，左掌在下，右掌在上，掌心朝上，呼吸三口，收式。见图231。

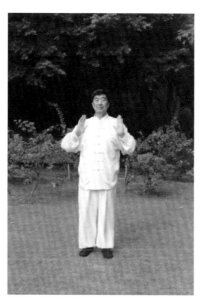

图 228 一团和气

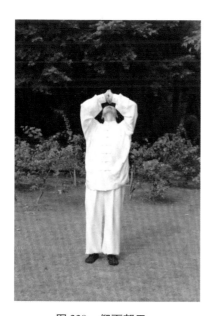

图 229 仰面朝天一

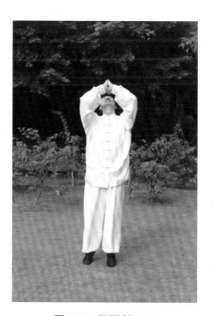

图 230 仰面朝天二

103

妙智養生功

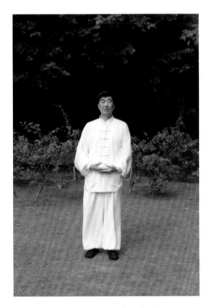

图 231　合神定气

3. 饮食调理法

（1）二米南瓜粥，可以调理脾胃。也称为黄金粥，即小米、玉米、南瓜熬成的粥。五味入五脏，即：苦入心、辣入肺、酸入肝、咸入肾、甜入脾。五色也入五脏，即：红入心、白入肺、青入肝、黑入肾、黄入脾。因此，当你想吃什么东西的时候，应该就是五脏的需求，但无论吃什么都要适度为宜。

（2）芝麻粥。将芝麻研碎，每次取 30 克与 60 克粳米煮粥，可以补益五脏，抗老防衰，适用于身体虚弱、便秘贫血、头目眩晕等。

（3）芝麻拌菠菜。取 500 克菠菜，15 克熟芝麻，加适量的盐、香油、味精，拌着吃，具有补肝益肾、开胸润燥功效。

十五、白露养生

白露是典型的秋天节气,是因露水一天比一天凝重成露而得名。此时天气开始变凉,阴气渐重,鸟类已开始做过冬的准备。《礼记·月令》篇记载:"盲风至,鸿雁来,玄鸟归,群鸟养羞。"这就是天气转凉的写照。但南北自有区别,南方曾有"白露时分桂飘香"的说法。在白露季节应该避免鼻腔疾病、哮喘和支气管病的发生。少吃海鲜、生冷、辛辣,以清淡易消化含维生素食物为宜。良好的饮食,可使人体五脏功能旺盛,气血充实,正如《内经》所言:"正气内存,邪不可干",即人体正气旺,邪气就没有机会侵袭了。因此,合理的饮食搭配,可以补充人体的蛋白脂、维生素和钙、磷、碘、铁、锌等微量元素,会预防和治疗相应的疾病。某些食物还会有特异性的作用,如生姜、葱白、香菜可以预防和治疗感冒;樱桃汁、甜菜汁可以预防麻疹;白萝卜、鲜橄榄煎汁,可预防白喉;荔枝可预防口腔炎及胃炎引起的口臭;苦瓜、芦笋等具有防癌抗癌的作用。《难经》中记载:"人赖饮食为生,五谷之味,熏肤(滋养皮肤),充身,泽毛。"这是 2000 年前古人的评述。

白露养生的最佳方法有:

1. 经络疏通法

(1)"呬"(xia)字功法,可以坚持习练。身体直立,两脚与肩平,双手向里向上沿任脉捞气到膻中穴(吸气),再将两掌心向外向两侧分开至伸平,两掌心朝外,口中默念"呬"字呼气,反复做七次,收功。可以理肺。

(2)七星点穴法。将双手十指捏成勾状,先左后右、先上后下点中府、大包、章门和关元穴,每次共点穴七遍,可以刺激肺、脾经络及任脉,能起到理肺健脾作用。

（3）云门按摩法。锁骨下凹陷处为云门（对着镜子，双手叉腰，肘关节向前微倾，会看到锁骨下有个凹陷，即为云门穴），可用食、中、无名指轻轻揉按，顺逆时针各揉按81次，也可用拇指由中府向云门轻推各36次，可治肩背痛、肩周炎、胸闷、咳嗽等。

（4）鱼际对摩法。双掌大鱼际相对，上下搓摩，至头、身微微发热即可，能够预防感冒，对感冒初期也有疗效。

2. 妙智养生（白露）功法

（1）莲花掌法。预备式：站直放松。双手握拳跨在两肋，双腿蹲成马步，两眼平视，双拳变掌沿任脉向上捧气，至眉心穴，此时吸气，接着由上而下向两侧压按，双手为爪状，如同按着两个千斤弓，此时呼气，此为一次，可连续做七次（单练时为36次）。此功可增加手臂和双腿筋骨的能量，起到理肺合气的功效。见图232、图233。

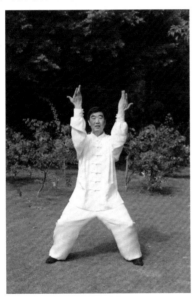
图232　莲花掌法一

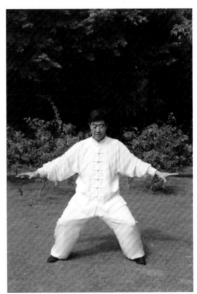
图233　莲花掌法二

（2）荷花掌法。接上式，双腿马步不变，双掌从两侧搂气到眉心穴，再沿任脉下插外拨，接着翻掌分向两侧，再翻掌上托，连续练七次，托掌时吸气，俯掌时呼气。见图234、图235。

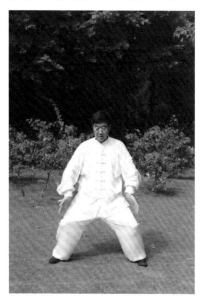

图234　荷花掌法一

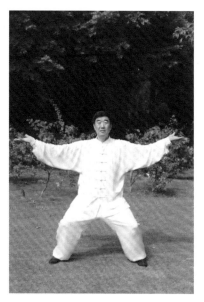

图235　荷花掌法二

（3）单环掌法。接上式，双腿马步不变，左手劳宫护住丹田，右手出左向右划弧一周至右前方翻掌下按，掌心朝下，反复七次，接着练左手，右手护住丹田，动作同前，反复七次，起掌时吸气，落掌时呼气。见图236、图237、图238、图239。

（4）搓臂掌法。接上式，双腿马步不变，双掌变拳挎于两肋下，先将右拳变掌向前伸出再向右翻掌成爪状，掌心朝上，接着左掌在右臂下向前伸，右手向后撤，两手小臂阳面相交搓，左手翻掌成爪状，掌心朝上，右掌收回放于小腹前，掌心朝下，一左一右为一吸一呼，左右各练七次。见图240、图241。

（5）托天掌法。接上式，双腿直立，双手由腹向上托气，掌心朝上，至膻中穴后翻手上托（虚托），掌心朝上，两臂伸直（吸气），双掌翻手轻轻下按至天柱（呼气），再翻手上托，挺起脊梁。反复七次（可除胸膈邪气），呼吸七口，还原收式。见图242。

（6）挽弓掌法。接上式，体式不变，双手抬起至胸部，再向前推出，掌心朝前，接着如抓五石弓状，一曲猛向后拉，拉至胸前，反复七次，呼吸七口（可除心胸风邪）。见图243、图244。

107

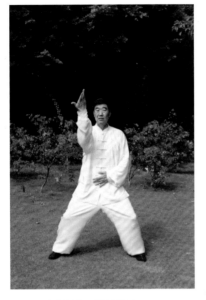

图 236　单环掌法一

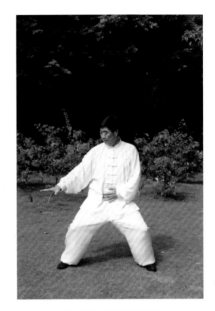

图 237　单环掌法二

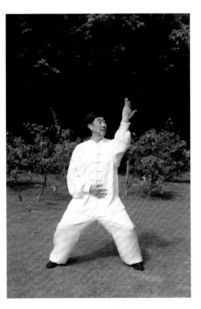

图 238　单环掌法三

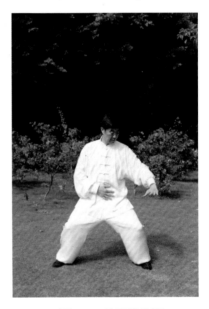

图 239　单环掌法四

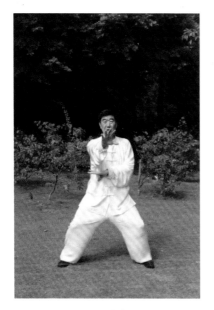

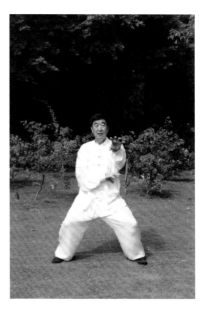

图 240　搓臂掌法一　　　　　　　　　图 241　搓臂掌法二

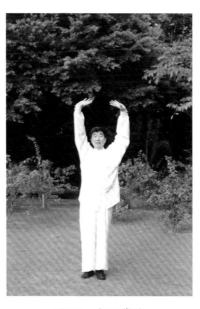

图 242　托天掌法

妙智養生功

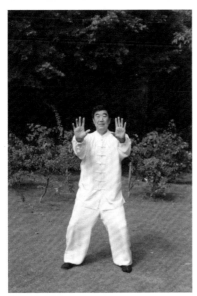 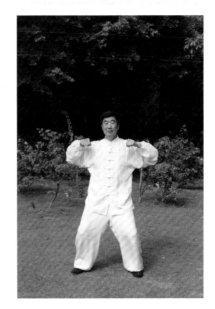

图 243　挽弓掌法一　　　　　　　图 244　　挽弓掌法二

（7）日月阴阳手。接上式，双手合十在胸，接着两手掌外旋，掌背相对，掌心分别朝左右，大拇指朝前，再将双掌举至额前，由上而内而下再往上转360度，高高举过头顶，此过程为吸气，接着由原路线还原至合十状，此过程为呼气，共循环三次，呼吸三口。此功法可使心经舒畅（如单练此法，可增加至21次）。见图245、图246、图247。

（8）旋转靠心肘。接上式，双手握固，曲肘与肩平，拳心朝里，向左、右后方击掣（各七次），头随手、肘向左、右扭转，动作协调柔和（可治身上火丹疙瘩）。见图248、图249、图250。

（9）降魔拳法。接上式，双手跨拳，两腿略弯曲，右拳向前上方顶击，接着右拳收回，同时将左拳向前上方顶击，左右各七次，呼吸协调；再蹲成马步，双拳同时向左、右（虚筑）击打，拳眼朝上，此时吸气，接着两臂内收，同时用两大臂内侧排打腋下肋部，此时呼气，共击打七次（可以清除心、胸风邪）。见图251、图252、图253。

（10）定气合神式。接上式，身体站立，双掌合抱，左掌在下，右掌在上，掌心朝上，呼吸三口。收式。见图254。

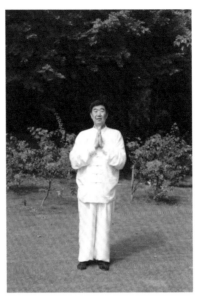

图 245　日月阴阳手一

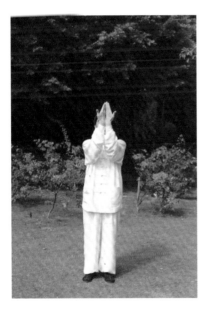

图 246　日月阴阳手二

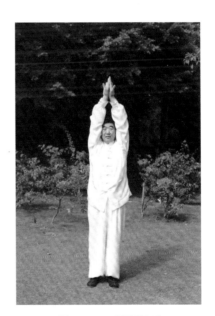

图 247　日月阴阳手三

妙智養生功

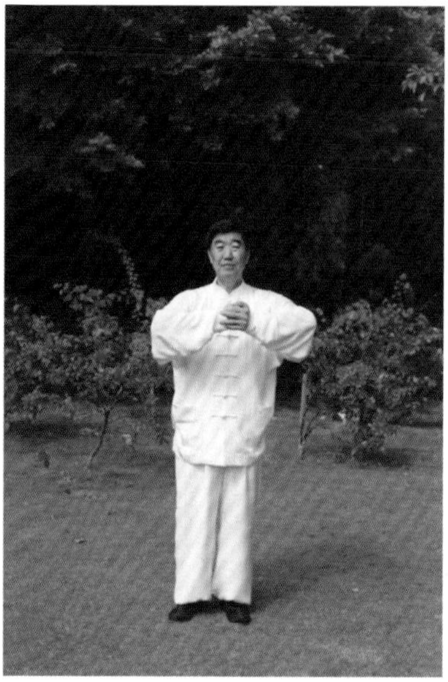

图 248　旋转靠心肘一

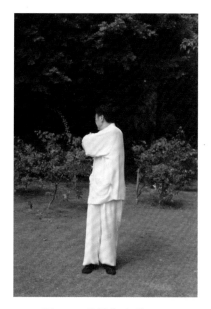

图 249　旋转靠心肘二

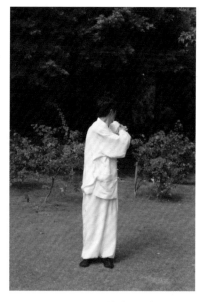

图 250　旋转靠心肘三

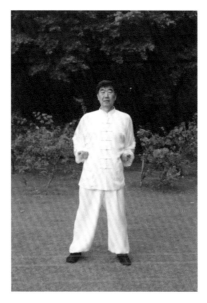

图 251　降魔拳法一

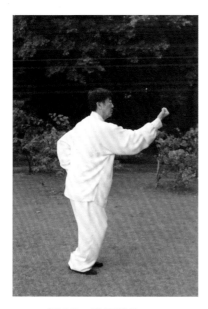

图 252　降魔拳法二

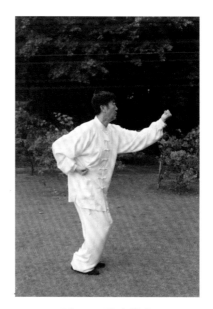

图 253　降魔拳法三

妙智養生功

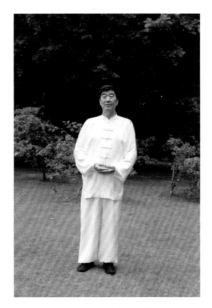

图 254　定气合神

3. 饮食调理法

（1）莲子百合粥。取莲子、百合各 30 克,泡 30 分钟后洗净,与精瘦肉 200 克一同入锅煲粥,适当加精盐、味精调味,可以清润肺燥、止咳消炎,适于慢性支气管炎。

（2）柚子鸡。将公鸡洗干净,柚子去皮留肉放入鸡腹,上锅煮熟,出锅时加精盐等调味,可以补肺益气、化痰止咳。

十六、秋分养生

秋分标志着进入了一个新的干燥季节，因秋分的前两个季节为暖燥，后两个季节为冷燥，所以此时就是调整睡眠，滋阴润燥。秋分以保肺为主。

秋分养生的最佳方法有：

1. 经络疏通法

（1）握固思神式。早晨和晚上，盘膝而坐（双盘、单盘、自然盘腿均可），双手拇指掐诀至无名指跟部，俯按在双膝上，两眼微闭，内视丹田，自然呼吸，静坐调神 10 分钟。

（2）叩齿抱昆仑。双手抱头，掩耳，双臂开合七次，开吸合呼；接着叩齿 36 次（呼吸九次），再用"赤龙"（舌头）顺时搅转 36 次，逆时搅转 36 次；接着鼓漱 36 次，分三小口徐徐咽下（称龙行虎自奔），早晚各做一遍。"唾"为肾之液，有滋润皮毛、五官、内脏骨髓的功能。唾液充沛，人的皮肤就饱满、滋润而年青，叩齿可以酿造唾液，也可以强壮筋骨。

（3）左右鸣天鼓。双手继续抱头，两手掌掩住耳根，两手食指压住中指，再向下反弹脑后风池穴，左右各 24 次。

（4）神翁不倒式。盘坐，双手掩耳，十指相对，上体向左侧倾，至极而止，再慢慢向右侧倾，动作如前。左右各 15 次，接着，双掌掐诀放在膝盖上，身体由左经前向右再后摆回到左 12 次，反之，身体由右经前向左再后摆回到右 12 次，然后，吐纳收功（治风湿积滞、膝膑肿痛、腹胀、胃寒等）。

2. 妙智养生（秋分）功法

（1）定气合神式。双掌叠抱于丹田处，左掌在下，右掌在上，掌心朝上，呼吸三口。见图 255。

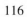
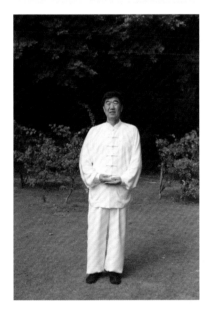

图 255　定气合神

（2）马上献杵式。接上式，双掌合十，双腿叉开，双掌由上而下而前而上至胸前架起，两腿成马步，眼视前方，呼吸三口。见图 256、图 257。

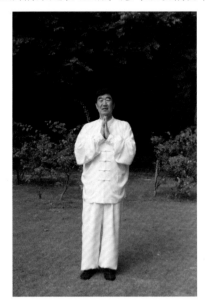

图 256　马上献杵一

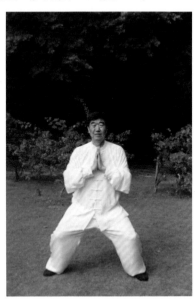

图 257　马上献杵二

（3）左旋伏地式。接上式，双掌不变，身体左转，双掌掌跟上提，掌尖下探，成吊空式；接着双掌向两侧分开，再由胸前两侧向后、向下，将十指抓地成左弓步，挺胸昂头，呼吸三口，眼视前方。见图258、图259、图260。

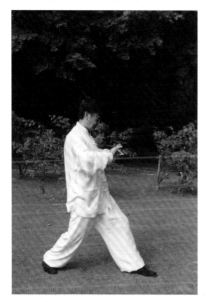
图258　左旋伏地一

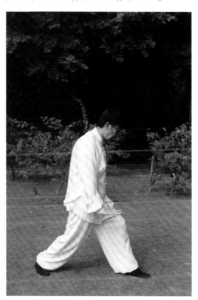
图259　左旋伏地二

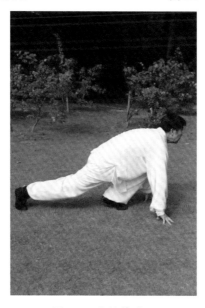
图260　左旋伏地三

妙智养生功

（4）右旋伏地式。接上式，起身，双掌合十，身体由左向右转成右弓步；接着双掌跟上提吊空，双掌十指下探抓地，挺胸昂头，成右旋伏地式，呼吸三口，眼视前方。见图261、图262、图263。

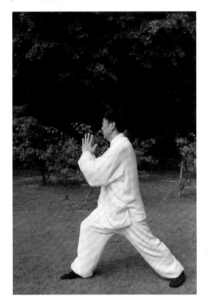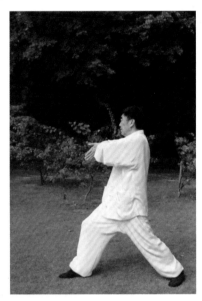

图261　右旋伏地一　　　　　　　　　　图262　右旋伏地二

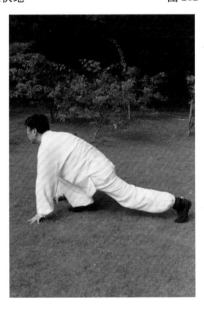

图263　右旋伏地三

（5）献杵还原式。接上式，起身左转，成马上献杵式，呼吸一口。见图264。

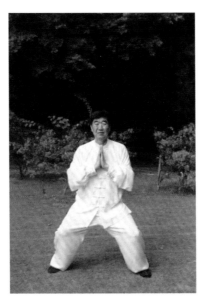

图264　献杵还原

（6）倒拽九牛尾左式。接上式，身体左转成左弓步，双手握空拳，左拳向前顶，右拳在后，接着右拳再上举，左拳下探，向左转身，随将右拳从右肩放于右背上，拳心朝里，左拳上翻至后背上，拳心朝外，摆头向左后方看，如用力拽牛尾状，呼吸三口。见图265、图266、图267。

（7）倒拽九牛尾右式。接上式，身体右转，成右弓步，右拳向前顶，左拳在后，接着左拳上举，右拳下探，左拳从左肩放于左背上，右拳上翻至后背上，摆头向右后方看，呼吸三口。见图268。

（8）献杵还左式。接上式，转换成正马步，将右掌横于腹前，掌心朝下，左掌立于右掌上，掌尖朝上，呼吸三口。见图269。

（9）献杵还右式。接上式，体式不变，双掌交换，左手横俯掌在下，右掌立于左掌上，掌尖朝上。呼吸三口。见图270。

（10）献杵还中式。接上式，双掌转换合十，呼吸三口。见图271。

（11）仰面朝天式。接上式，双掌合十，身体直立，双掌举过头顶，同时仰头望掌，吸气时脚跟抬起，头掌上顶，呼气时脚跟着地，全身放松，呼吸三口。

见图 272、图 273。

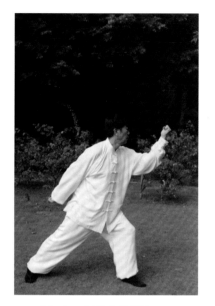

图 265　倒拽九牛尾左一

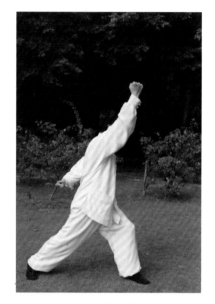

图 266　倒拽九牛尾左二

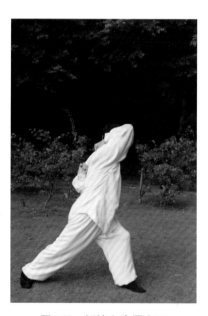

图 267　倒拽九牛尾左三

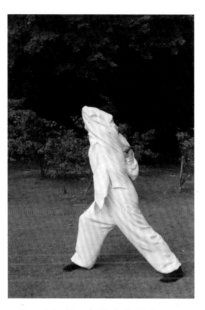

图 268　倒拽九牛尾右

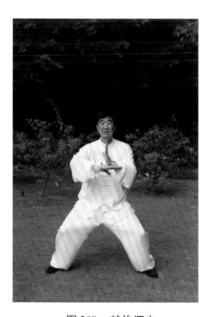

图 269　献杵还左

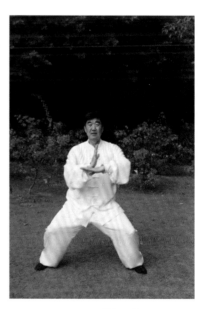

图 270　献杵还右

121

妙智養生功

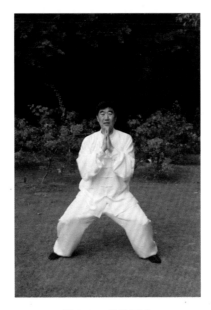

图 271　献杵还中

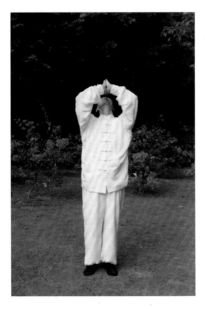

图 272　仰面朝天一

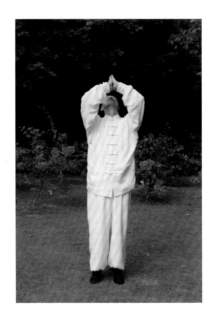

图 273　仰面朝天二

（12）定气合神式。接上式，双掌合抱于丹田处，左掌在下，右掌在上，掌心朝上，呼吸三口。见图274。

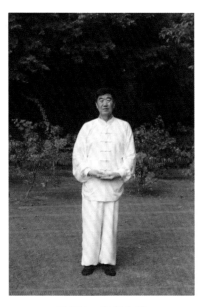

图274　定气合神

3. 饮食调理法

（1）酸枣仁粥。用捣碎的酸枣仁和小米一起熬成粥喝，或把酸枣仁用搅拌机打成粉冲服，可以帮助睡眠。

（2）羊肾苁蓉羹。选羊肾一对，去脂膜切细；肉苁蓉50克用酒浸一夜，刮皮切细，与羊肾拌和加葱白、盐、五味等烹制成羹，空腹食之（治五劳七伤、阴气衰弱、腰脚无力等）。

十七、寒露养生

寒露在每年 10 月 8 日至 9 日交接。史书记载:"斗指寒甲为寒露,斯时露寒而冷,将欲凝结,故名寒露。"寒露时节,气候由热转寒,万物逐渐消落,阴阳之气开始转变,阳气渐退,阴气渐生。人体的生理活动也要顺应自然,以保持体内阴阳平衡。

此时节,北方开始寒冷,而南方则"燥、邪当令",容易伤脾伤胃,表现在肤干皮燥、咽燥、干咳。养生的重点应是养阴防燥,润肺益胃,故应少吃辛辣、熏烤食物,多吃雪梨、香蕉等水果,补充足够的水和维生素。《素问四气调神大论》指出:"秋三月,早卧早起,与鸡俱兴。"早卧以顺应阴精收藏,早起以顺应阳气舒达。

寒露养生的最佳方法有:

1. 经络疏通法

(1)理肺疏经法。身体放松,站直,以右手掌虎口朝上,从左肩前沿"太阴肺经"向下捋甩 21 次,再改换左手捋甩右臂 21 次,以疏通肺经。

(2)疏脾理胃法。身体直立,左臂伸直,掌心朝上,用右手掌击打左手背,并顺势将右手掌沿手臂向上捋至腋下,再沿肋部变手背向下捋甩,此为 1 次,共做 21 次,再改换左手捋甩右臂。以疏通脾、胃经络。

(3)托云震石法。身体直立,双掌心护腰,两手拇指朝前,其余四指搭于命门上。深吸气,同时将两脚尖抬起,双脚掌着地,下颏内收,头微前倾,持续 3 秒,再将身体挺起,双脚掌着地,双脚跟抬起;同时,双臂从两侧高高托起,掌心朝上,掌指朝外,再停 3 ~ 5 秒,接着身体松弛,双脚跟落地下震;同时短促呼气,共做七次,还原至站立式。

(4)守阳固肾法。身体站立,左手劳宫穴对准丹田处,右手搭在左手上,先顺时针揉81次,再逆时针揉81次,接着将两掌沿带脉向后,使两掌心对着肾腧穴,上下摩擦各81次。按摩时,舌舔上腭,两眼微闭,提缩股道,收式还原(能起到生精固阳之作用)。

2.妙智养生(寒露)功法

(1)定气合神式。身体直立,将右掌放在左掌上,环抱于丹田处,两目平视前方,呼吸三口。见图275。

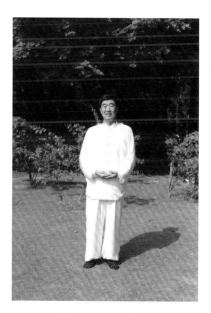

图275　定气合神

(2)手摇辘轳右式。接上式,身体直立,先将左脚伸向左前方,脚跟着地,双手变掌向上托起,与肩相平,呼吸一口;再将双手变拳落至身体两侧,呼吸一口;接着,双拳由下而前而上而后,摇一整圈,成双手摇辘轳状,共摇七次;再将双拳收回到身体两侧,两腿侧下蹲,呼吸一口;起身正立,呼吸一口。见图276、图277、图278、图279、图280。

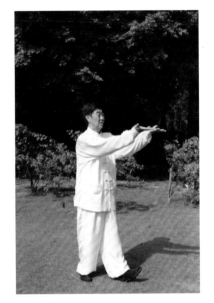

图276　手摇辘轳左一

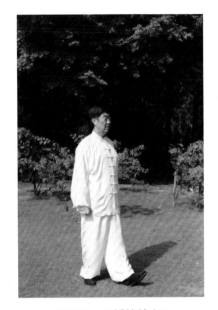

图277　手摇辘轳左二

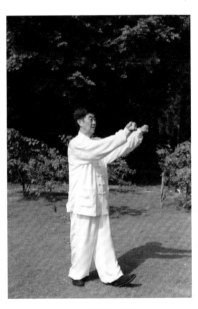

图278　手摇辘轳左三

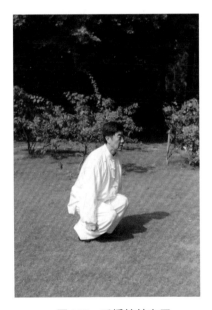

图279　手摇辘轳左四

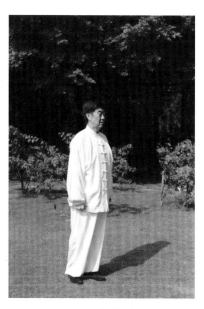

图 280　手摇辘轳左五

（3）手摇辘轳右式。接上式，将右脚伸向右前方，双手掌向上托起，做手摇辘轳右式七次，其动作与手摇辘轳左式相同，动作相反。见图 281、图 282、图 283、图 284、图 285。

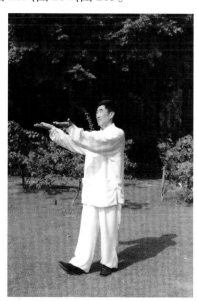

图 281　手摇辘轳右一

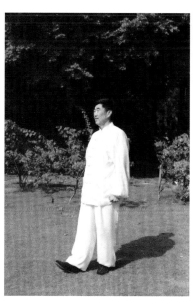

图 282　手摇辘轳右二

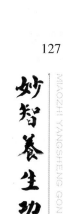

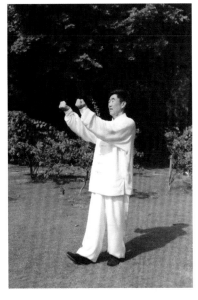

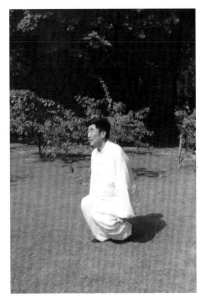

图283　手摇辘轳右三　　　　　　　　图284　手摇辘轳右四

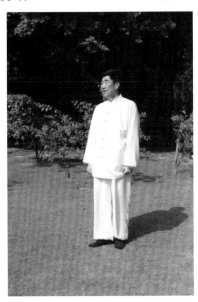

图285　手摇辘轳右五

(4)婉转疏眉左式。接上式,身体直立,两手交叉,左手对右眉,右手对左眉,意念轻抓眼眉之气(吸气),再将抓眉之手握拳向左右撑开,拳心朝后(呼气),接着换成左虚步,两手收回在眉前,向两边横肱拉开(吸气),再将双拳向后摆动(呼气），拳心朝后，接着起立再改换右式。见图286、图287、图288、图289。

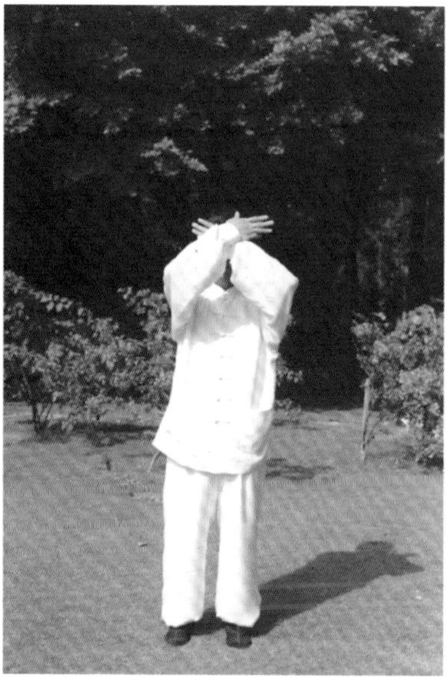

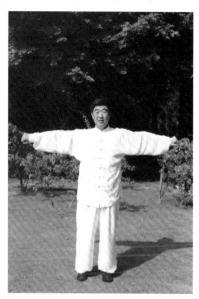

图286　婉转疏眉左一

图287　婉转疏眉左二

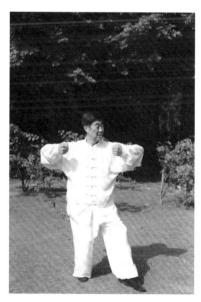

图288　婉转疏眉左三

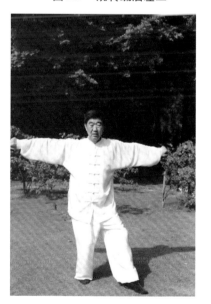

图289　婉转疏眉左四

（5）婉转疏眉右式。接上式，身体直立，两手交叉做疏眉式，转换成右虚步,其他动作与婉转疏眉左式相同,左右循环为一次,共做三次。见图290、图291、图292、图293。

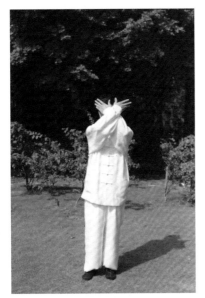

图290　婉转疏眉右一

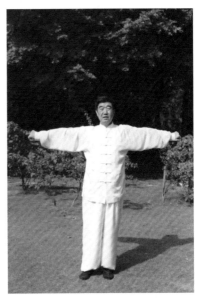

图291　婉转疏眉右二

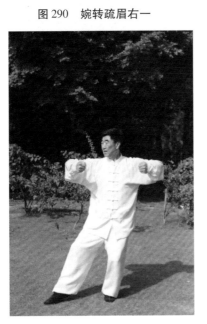

图292　婉转疏眉右三

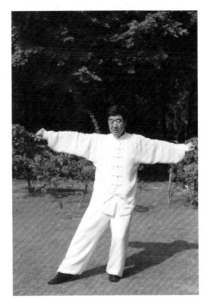

图293　婉转疏眉右四

（6）双掌按脚式。接上式，身体直立，双手交叉，掌心朝下，双脚跟抬起，双手叉掌跟着上提（停3～5秒），吸气一口，双脚跟猛落地，双掌同时向下按双脚脚面（以掌气按压），呼气一口，共做七次，呼吸七口。见图294。

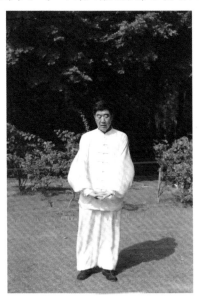

图294　双掌按脚

（7）鱿鱼摆尾排打式。接上式，身体直立，两手握空拳，吸气时双臂向后摆，拳心向后，呼气时双臂收回再向后摆，拳心向前，呼吸三口，即摆动三次。见图295、图296。

（8）鱿鱼摆尾捶推式。接上式，身体直立，两臂下垂，先两拳向后捶，拳眼朝前，吸气一口，稍停，再两臂向前推，双手如推车，拳眼朝前，呼气一口，共呼吸三口，即捶推三次。见图297、图298。

（9）鱿鱼摆尾阴阳手。接上式，身体直立，两臂下垂，双拳变掌，全身放松，将双掌掌心朝前（阴掌式），向前摆动，同时吸气，接着双掌自然收回时呼气；随后双掌再手背朝前（阳掌式），摆动一次，吸气一口，双掌再收回时呼气一口，接着，双掌垂直再呼吸一口，以上动作共为一次，反复做三次，呼吸九口。见图299、图300、图301。

（10）仰面朝天式。接上式，双掌合十，身体直立，双掌举过头顶，同时仰头望掌，吸气时脚跟抬起，头掌同时上顶，呼气时脚跟着地，全身放松，呼吸三口；再双掌合十，呼吸一口。见图302、图303。

131

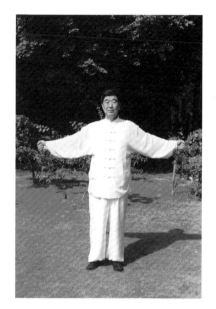

图 295　鱿鱼摆尾排打一　　　　图 296　鱿鱼摆尾排打二

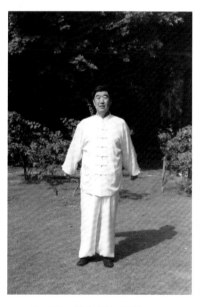
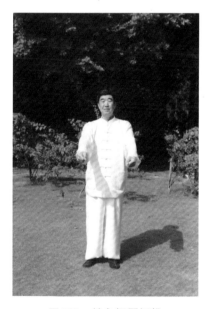

图 297　鱿鱼摆尾捶推一　　　　图 298　鱿鱼摆尾捶推二

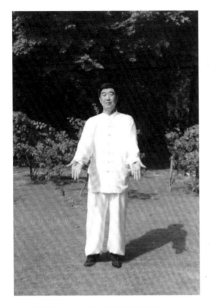

图 299　鱿鱼摆尾阴阳手一

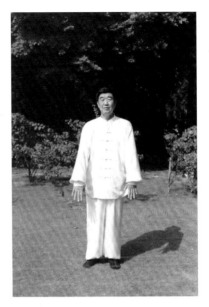

图 300　鱿鱼摆尾阴阳手二

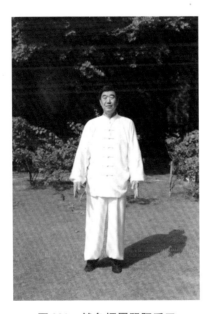

图 301　鱿鱼摆尾阴阳手三

妙智養生功

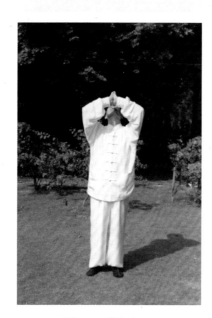

图 302　仰面朝天一

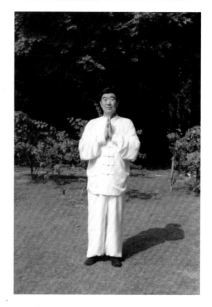

图 303　仰面朝天二

（11）合神定气式。接上式，双掌合抱于丹田处，左掌在下，右掌在上，掌心朝上，呼吸三口。收式。见图 304。

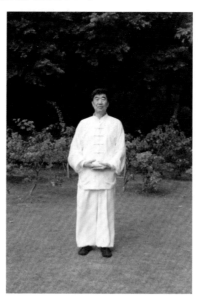

图 304　合神定气

3. 饮食调理法

（1）百枣莲子银杏粥。取百合 30 克，大枣 20 枚，莲子 20 克，银杏 15 克，粳米 100 克，冰糖适量，大火煮沸后，小火炖至粥稠即可，可以养阴润肺，健脾和胃。

（2）龙眼百合汤。取龙眼肉 20 克，百合 15 克，用水熬成汤，放少许冰糖，早晚喝一碗。龙眼肉甘温，有补心脾、益气血功效，百合味甘微寒，有清心、安神、润肺作用。

十八、霜降养生

霜降一过百草枯,保腰护腿要知足。此季节,天气已由凉转寒,人体经络里的气血,也随着气温的变化而运行缓慢,人的筋骨关节容易产生不适,因此要加强对腰腿部的保护和锻炼。

霜降养生的最佳方法有:

1. 经络疏通法

(1) 背摩后精门。盘坐,双手搓热,以两手掌按住后精门(腰肾处),拇指在前,四指在后,用掌心摩搓 21 次,共做 3 遍;接着将双手握固于丹田前,左手为掌,右手为拳放于左手上,意想心头之火降于丹田,并温火燃烧形成一白色气团,在丹田内滚动,有热胀之感,静守 3 分钟。

(2) 后背提揉法。盘坐,可以自己揉,也可由他人揉。右手揉左背,左手揉右背。将背上僵紧的肌肉,反复提揉至发软,恢复其正常弹性。从而打通膀胱经,使气血能灌溉到脏腑,得到滋养。

(3) 腧穴点按法。盘坐,用手指点按后背上的每个腧穴,可调节其相对应的脏腑功能。点按后,再用食指、中指和无名指同时上下推揉督脉和腧穴,使其匀热和放松(最好由他人帮助推揉)。

(4) 背部敲叩法。盘坐,手握空拳,敲击背部的穴位,能松懈肌肉的粘连,缓解疲劳。

(5) 手脚互争法。盘坐,将左腿抬起,两手交叉扳住脚底,脚蹬手拉,手脚互争。再交换右腿,各反复 35 次。然后叩齿 36 次,鼓漱 36 次,将一口津液分三口咽下,收功(可以治颈背腰腿臀痛、小腹胀痛、小便不利等)。

2. 妙智养生(霜降)功法

(1)定气合神式。身体直立,双掌环抱于小腹前,左掌在下,右掌在上,掌心朝上,呼吸三口。见图305。

(2)马上献杵式。接上式,双手合十,两腿分开,略宽于肩,蹲成马步,双掌由胸而下而前而上架于胸前,眼视前方,呼吸三口。见图306。

(3)四肢投地式。接上式,双手分开,两掌外旋再内旋,使掌心朝下,接着弯腰前探,将两掌十指在前下方着地,双脚跟同时抬起,拱背,眼视双掌前地面,呼吸三口。见图307。

(4)右鼎脚舒身式。接上式,将左脚向里挪至中心处,与两臂形成三角式,再将右脚向后上方蹬出,此时吸气,意想气从右脚跟吸入沿督脉上行到百会,略停两秒再呼气,意想气从百会沿督脉下行至左脚跟,共呼吸三口。双脚还原,体势不变,改换下式。见图308、图309。

(5)左鼎脚舒身式。接上式,将右脚挪至中心处,左脚向后上方蹬出,此时吸气,意想气从左脚跟吸入沿督脉上行到百会,略停两秒再呼气,意想气从百会沿督脉下行至右脚跟,共呼吸三口,双脚还原。见图310、图311。

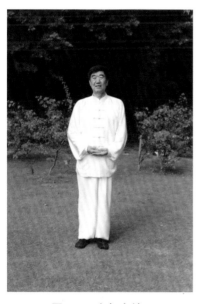

图305　定气合神

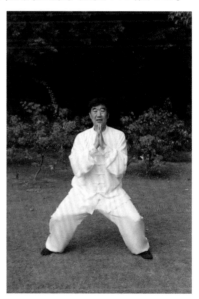

图306　马上献杵

妙智養生功

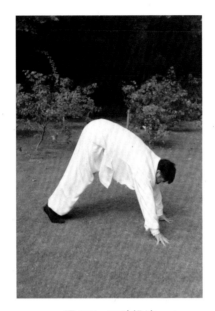

图 307　四肢投地

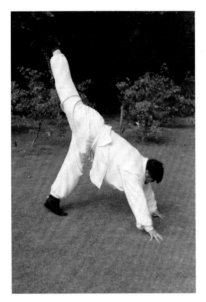

图 308　右鼎脚舒身一

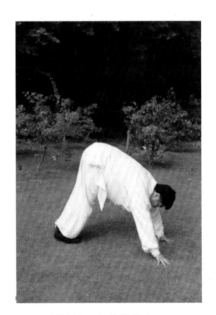

图 309　右鼎脚舒身二

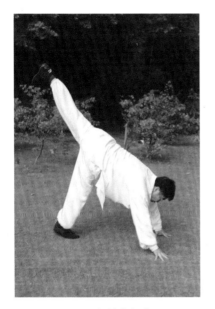
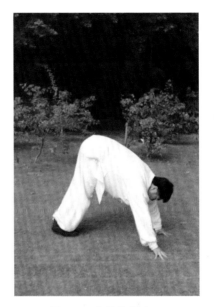

图310　左鼎脚舒身一　　　　　　　图311　左鼎脚舒身二

（6）正提打恭式。接上式，双手捞气至十指交叉，成打恭式，由前下方向上至头顶，双臂伸直，两手心向下，对着百会，此时吸气，双手再向前卜方回到两脚中间，接着双手向上到与肩平行，下行时呼气，上行时吸气，眼视前方。见图312、图313、图314。

（7）横肱正立式。接上式，身体直立，双手分开，横肱于两肩前，掌指相对，掌心朝下，呼吸一口。见图315。

（8）一团和气式。将两掌外旋至贴于两腋前，掌心相对，呼吸三口。见图316。

（9）仰面朝天式。接上式，双掌合十，呼吸一口，接着双掌上举，仰头看掌，呼吸三口，吸气时抬脚跟上顶，呼气时脚跟着地。见图317、图318。

（10）定气归原式。接上式，双手环抱于小腹前，左掌在下，右掌在上，掌心朝上，呼吸三口，收式。见图319。

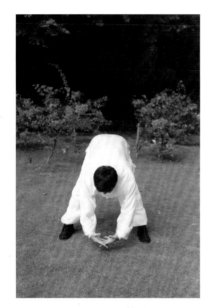

图 312　正提打恭一

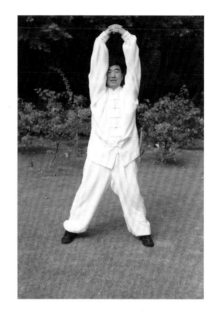

图 313　正提打恭二

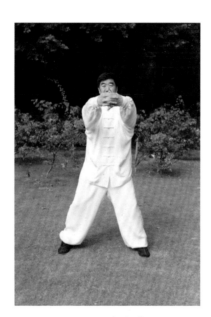

图 314　正提打恭三

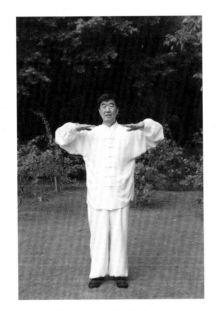

图 315　横肱正立

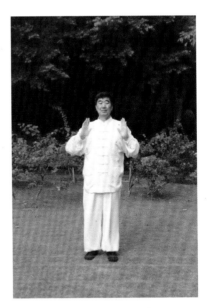

图 316　一团和气

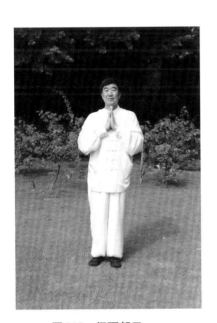

图 317　仰面朝天一

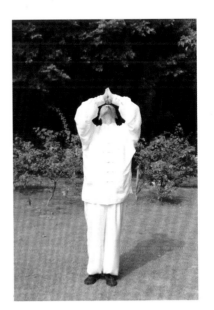

图 318　仰面朝天二

141

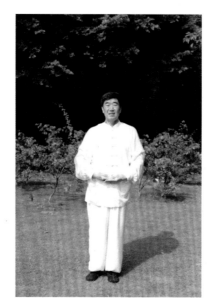

图 319　定气归原

3. 饮食调理法

（1）茯苓养生酒。即用茯苓 60 克，大枣 20 枚，当归 12 克，枸杞 12 克，白酒 5 斤，调制而成，每天一小杯，可疏通经络，延年益寿。

（2）一日一苹果。俗话说，日食一苹果，医生远离我。可生津、润肺、消食、止渴的水果有：苹果、梨、橄榄、白果、洋葱（降血糖）、芥菜等。有慢性支气管炎、咳白黏痰者，还可食用白果萝卜粥，可以固肾补肺、止咳平喘。

十九、立冬养生

《内经》四气调神大论提到："冬三月,此谓闭藏,水冰地坼,无扰乎阳,早卧晚起,必待日光,使志若伏若匿,若有私意,若已有得,去寒就温,无泄皮肤,使气亟夺,此冬气之应,养藏之道也。"

立冬是干季的最后一个节气。由于是向寒转换的季节,此季节人易生病,需要防寒保暖、滋阴润燥,但不适合大补、特补,补时最好有一点"湿"和"润"。

立冬养生的最佳方法有:

1. 经络疏通法

冬季封藏,以养阳气,"负日之暄"是最好的补益方式,也就是背日而坐,晒晒太阳。晒太阳时,闭上眼睛,做腹式呼吸 36 次,这是补阳的最好方式。

(1)神筋拉经法。端坐地上,将双腿分开成 120 度,双手按脚尖,上身向前压,脚尖向后勾,可以拉伸膀胱经,使毒素顺利排出,同时也拉伸了大腿内侧的肝肾二经,能够大补肝肾,养血蓄精。双腿再合并,令全身放松。

(2)回首排滞法。盘坐,先将两手俯于两大腿上,接着将双掌提至胸前,手心朝上,同时向左转头,缓缓吸气,接着头转向正前方,双手收回到原位,缓缓呼气,而后再重复上述动作向右转头,各反复做 15 次,而后叩齿 36 次,鼓漱 36 次,满口津液分三口咽下,收功(可治疗胸肋积滞,虚劳邪毒,目赤咽干。)。

(3)半桥冲脉法。平躺床上(或地毯上),将枕头或被子垫在腰肾下面,双腿弯曲,两脚掌踏实,两肩撑住床或地面,坚持 3~5 分钟,可以促进腹部血液循环,柔和地按摩内脏,冲开五脏六腑经络,使身体舒适放松,亦可帮助睡眠。

(4)悬臂倒挂法。平躺床上,双脚并拢搭在墙壁上或悬空直立(脚心朝上),双手平展或上举,持续5~10分钟,可以将气血引到五脏六腑和头部,滋养脏腑及大脑细胞,消除大脑疲劳,促进睡眠。

144

2.妙智养生(立冬)功法

(1)定气合神式。身体直立,将双手合抱于小腹前,左手在下,右手在上,掌心朝上,全身放松,呼吸三口。见图320。

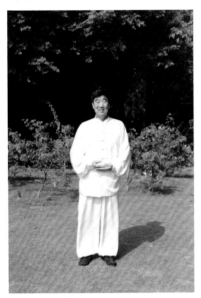

图320　定气合神

(2)空中跌坐左式。接上式,双手合十,呼吸一口;双手外旋变拳,双拳在两腋前翻转沿两肋向下压,拳眼向后,拳面朝下,身体左转,两腿半蹲,右脚跟抬起,两眼平视,呼吸一口。见图321、图322。

(3)小鬼推门左式。接上式,双手变掌,上提至胸前,掌心向上,双掌内旋,掌指朝下,掌心向后,由腋下向后推出,如反手推门状,呼吸一口。见图323、图324。

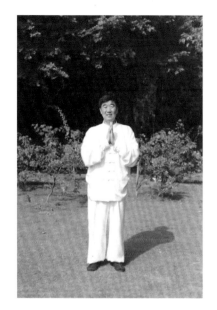

图321　空中趺坐左一

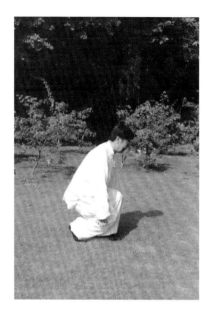

图322　空中趺坐左二

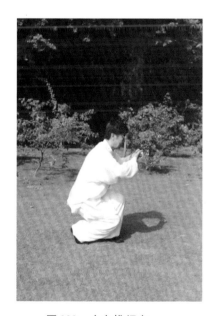

图323　小鬼推门左一

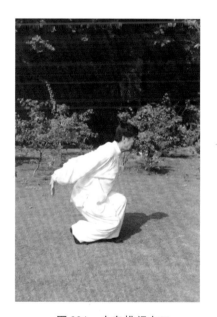

图324　小鬼推门左二

（4）翻身蹲踞左式。接上式，身体后仰，双手十指抓地，两脚掌平行踏地，呼吸一口；接着将左脚抬起120度，脚面绷起，眼观脚面，呼吸三口；再转

145

换成右脚抬起 120 度,眼观脚面,呼吸三口。见图 325、图 326、图 327。

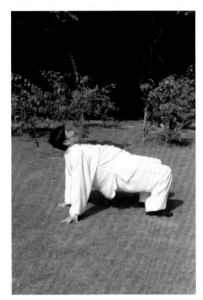

图 325　翻身蹲踞左一

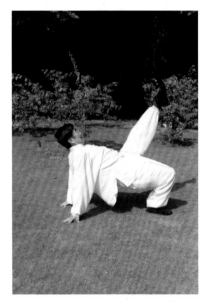

图 326　翻身蹲踞左二

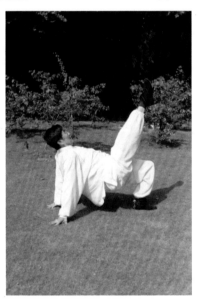

图 327　翻身蹲踞左三

（5）韦陀侧卧右式。接上式,将右小腿搭在左大腿上,右手掌撑地,左手变拳向斜上方拉起,向右转身,如拉弓状,双眼看着右手,呼吸一口,接着右脚落地成马步,双掌由下而上捧气,再贯气于丹田,随后双掌合十,呼吸一口。见图328、图329、图330。

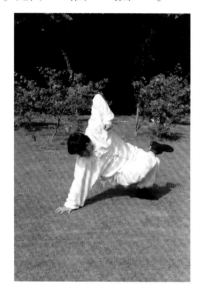

图328 韦陀侧卧右一

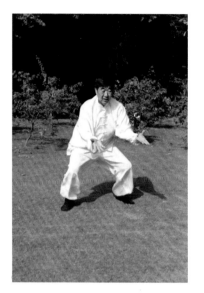

图329 韦陀侧卧右二

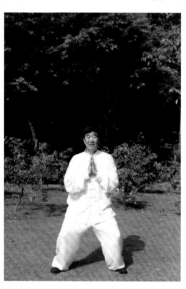

图330 韦陀侧卧右三

（6）空中跌坐右式。接上式,身体站立,双掌外旋变拳并翻转沿两肋下压,拳眼朝后,拳面朝下;接着身体右转,两腿半蹲,左脚跟抬起,两眼平视,呼吸一口。见图331。

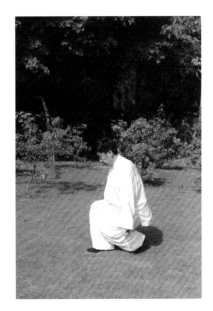

图331　空中趺坐右

（7）小鬼推门右式。接上式，双拳变掌，提至胸前，掌心朝上，双掌内旋，掌指朝下，掌心朝后，从腋下向后推出，如反手推门状，呼吸一口。见图332、图333。

（8）翻身蹲踞右式。接上式，身体后仰，双手十指着地，呼吸一口；接着将右脚抬起120度，眼视右脚面，呼吸三口；再转换成左脚抬起，眼视左脚面，呼吸三口。见图334、图335、图336。

（9）韦陀侧卧左式。接上式，将左小腿搭在右大腿上，身体左转，左手掌撑地，右掌变拳向右斜上方拉起，眼看左手，如拉弓状，呼吸一口，接着左脚落地成马步，双掌由下而上捧气，再贯气于丹田，随后双掌合十，呼吸一口。见图337、图338、图339。

（10）一团和气式。接上式，身体立起，双掌外旋立于两肩前侧，掌心相对，呼吸三口。见图340。

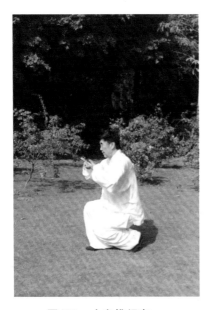

图 332　小鬼推门右一

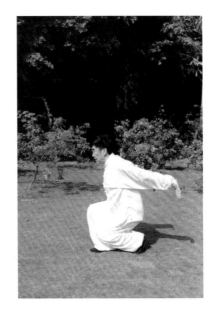

图 333　小鬼推门右二

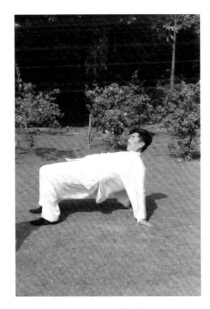

图 334　翻身蹲踞右一

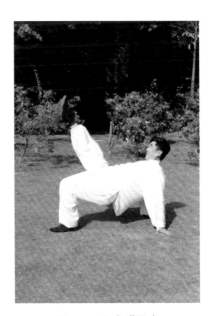

图 335　翻身蹲踞右二

149

妙智養生功

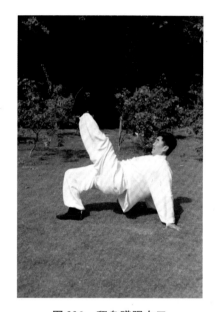

图 336　翻身蹲踞右三

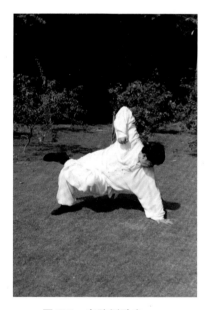

图 337　韦陀侧卧左一

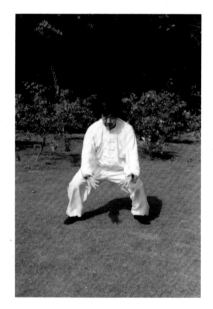

图 338　韦陀侧卧左二

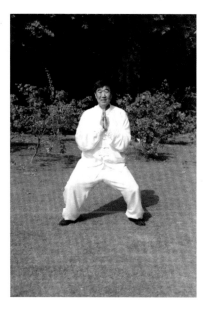

图 339　韦陀侧卧左三

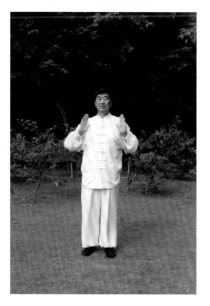

图 340　一团和气

（11）仰面朝天式。接上式，双掌合十，挺身仰头，上举双掌，呼吸三口，吸气时抬脚跟上顶，呼气时脚跟着地。见图 341、图 342。

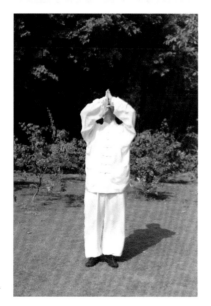
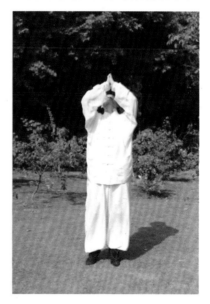

图 341　仰面朝天一　　　　　　　　　图 342　仰面朝天二

（12）定气归原式。接上式，双掌叠抱于小腹前，左手在下，右手在上，掌心朝上，呼吸三口，收式。见图 343。

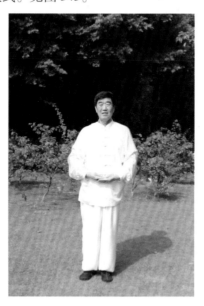

图 343　定气归原

3.饮食调理法

(1)神仙粥(可以补肝肾)。取 25 克制首乌,用砂锅加水煮,水开后再熬 20 分钟,去渣,加入 100 克粳米、5 枚大枣煮成粥,再加少许红糖,可以补益肝肾。

(2)黑芝麻粥。可补肝益肾,滋养五脏。

(3)西红柿砂糖藕。将煮好的藕切丝,拌西红柿(可加少许砂糖),可以健脾开胃,生津止渴。

(4)苁蓉羊肉粥。可以温里壮阳,补肾益精。

妙智養生功

MIAOZHI YANGSHENG GONG

二十、小雪养生

小雪代表着寒季的开始。冬令进补的序幕逐渐拉开,要想进补有效,需要先把身体里的垃圾清理干净。

小雪养生的最佳方法有:

1. 经络疏通法(重点是排除人体三窝的毒)

(1)揉按腋窝能去心火。腋窝处的极泉穴是心经的重要穴位,可以去除心脏的火郁毒素。常轻轻揉按腋窝,会打通心经,去除烦躁,平静心情。

(2)拍打肘窝能排除心、肺的火气和毒素。肘窝分别有肺经、心包经、心经由此通过。如果咽喉痛、痰黄、气喘、咳嗽、心烦、失眠,用朱砂掌拍打此处3～5分钟,会排除火毒(每一到两周拍一次)。

(3)拍打膝窝(委中穴)。这是膀胱经上的排污口,每次用朱砂掌拍打5分钟(会产生瘀斑痧点),可以祛毒排湿,疏通膀胱经,还可以减轻压力。

2. 妙智养生(小雪)功法

《内经》说:肝主筋。筋是人体的韧带、肌腱部分,很多病都是从筋论治。俗话说"筋长一寸,寿长十年",足以说明筋的重要。

(1)定气合神式。身体直立,双掌叠抱于小腹前,左手在下,右手在上,掌心朝上,呼吸三口。见图344。

(2)独步瀛洲式。接上式,双掌合十,呼吸一口;接着双掌十指交叉,掌心朝上,右腿直立,左腿提起,向左前上方踢出,呼吸一口,再改成左腿直立,右腿向右前上方踢出,左右各踢12次,共24次,呼吸24口。见图345、图346、图347。

（3）御风著步式。接上式，身体和手势不变，左腿站立，右脚由右向左前方蹬出（用脚跟），呼吸一口，再改成右腿站立，左脚由左向右前方蹬出，左右各蹬12次，共24次，呼吸24口。见图348、图349。

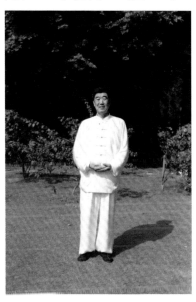

图344　定气合神

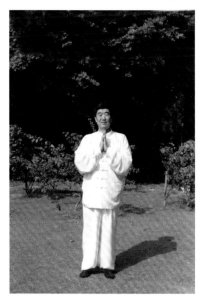

图345　独步瀛洲一

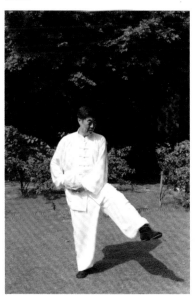

图346　独步瀛洲二

妙智養生功

MIAOZHI YANGSHENG GONG

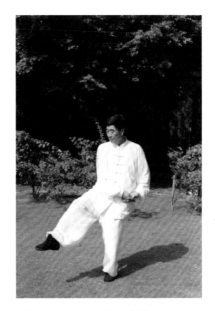

图 347　独步瀛洲三

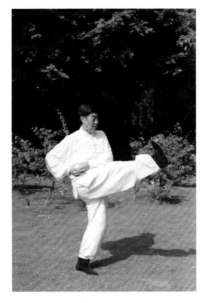

图 348　御风著步一

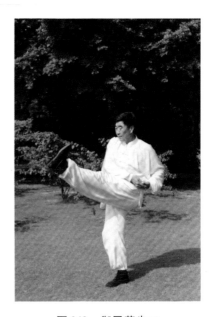

图 349　御风著步二

（4）野马奋蹄式。接上式，身体手势不变，右腿站立，左脚向后翻起，脚心向上，呼吸一口，再转换成左腿站立，右脚向后翻起，脚心向上，左右各翻起 12 次，共 24 次，呼吸 24 口。见图 350、图 351。

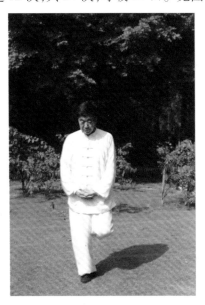 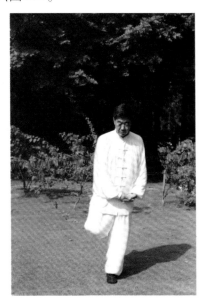

图 350　野马奋蹄一　　　　　　　　图 351　野马奋蹄二

（5）脚踏莲花式。接上式，双手翻掌，掌心朝下，对着脚面，双足脚跟抬起，手掌同时上提，吸气一口，脚跟猛然落地，双掌下按脚面，呼气一口，共 7 次。见图 352。

（6）顺气归田式。接上式，身体直立，右掌贴在胸口，左掌贴于丹田，左上、右下，揉搓一周为一次，共揉搓 15 次。见图 353（一）、图 354（二）。

（7）顶上圆光式。接上式，双掌由丹田向两侧划圆到头顶，双掌相叠，掌心朝上，吸气一口，再从头顶划圆返回丹田，双掌相叠，掌心朝上，呼气一口，此为一次，共 7 次，呼吸 7 口。见图 355、图 356。

（8）仰面朝天式。接上式，双掌合十，挺身仰头，双掌上举，呼吸三口，吸气时抬脚跟上顶，呼气时脚跟着地。见图 357、图 358。

（9）一团和气式。接上式，将双掌立于两肩前侧，掌心相对，呼吸三口。见图 359。

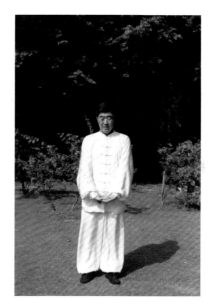

图 352　脚踏莲花

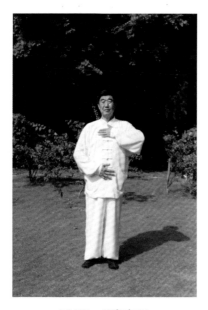

图 353　顺气归田一

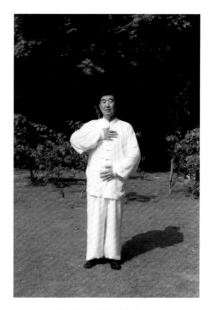

图 354　顺气归田二

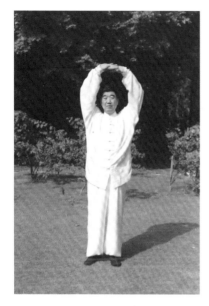

图 355　顶上圆光一

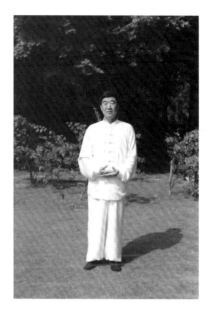

图 356　顶上圆光二

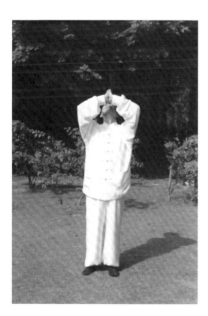

图 357　仰面朝天一

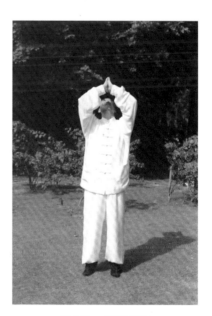

图 358　仰面朝天二

妙智養生功
MIAOZHI YANGSHENG GONG

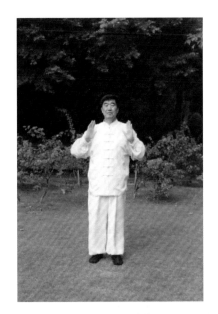

图 359　一团和气

（10）定气还原式。接上式，身体直立，双掌叠抱于小腹前，左掌在下，右掌在上，掌心朝上，呼吸三口，收式。见图 360。

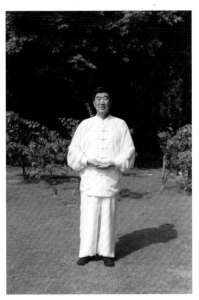

图 360　定气还原

3. 饮食调理法

（1）白玉清肠汤，可以清洗肠道。选一根 1000 克的大白萝卜，去皮成丁，加上姜片，放入榨汁机打成汁，再对上蜂蜜搅匀。最适合进补前几天服用，但不要和补品同用。此汤能增强肠胃之气，也能排除体内的浊气、浊便、浊水。

（2）虫草蒸老鸭。亦可用虫草炖老鸭。可以滋阴助阳，补虚益精。

妙智養生功

MIAOZHI YANGSHENG GONG

二十一、大雪养生

大雪是寒季。人体的能量应该是:风季发,暖季生,热季荣,雨季化,干季收,寒季藏。大雪时节主要是做好阳气的保养和封藏工作,减少消耗,不大喜大悲,使精神内守,身心安稳。

大雪养生的最佳方法有:

1.经络疏通法

(1)艾灸或按摩足三里。将艾条点燃一头,在足三里三四厘米处灸烤,觉得烫了就拿开,一会儿再烤,重复七八次。足三里属胃经要穴,灸烤此穴,相当于给胃注入了能量,一直传导到胃,可以驱除寒气。

(2)艾灸或按摩肾俞穴及太溪穴。可以补肾。可用艾条如前法灸烤,亦可拍打或按摩,太溪穴在双脚内侧,踝骨斜下方。

(3)艾灸或按摩三阴交及八髎穴。可以治疗痛经、宫寒的妇科病。八髎穴分别在骶椎一、二、三、四后孔中。

(4)艾灸或按摩关元穴。可以祛寒补虚,活血温经。

2.妙智养生(大雪)功法

坐身功法,可以在环境较好且通风的室内练功。坐身有草盘(自然)、单盘、双盘、高坐等姿势,视自身情况而定。

(1)握固思神式。盘腿坐正,挺起脊梁,舌抵上颚,身心松静,双手拇指按在无名指根横纹上,四指握拳放在两膝之上,拳背朝上,鼻吸鼻呼(自然腹式呼吸),呼吸三口,见图361。

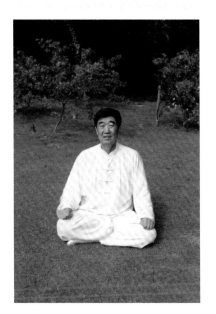

图 361　握固思神

（2）合神定气式。接上式，将双拳变掌，环抱于小腹前，左掌在下，右掌在上，掌心朝上，内视丹田，静思 3 分钟。见图 362。

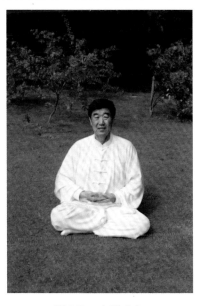

图 362　合神定气

（3）合掌跏趺式。接上式，双掌外旋合十，呼吸三口。见图 363。

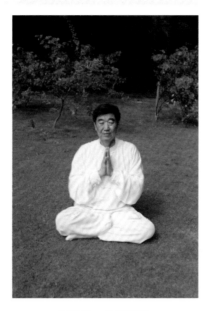

图 363　合掌跏趺

（4）双手推门式。接上式,将双掌外旋,两掌心朝前,同时向前推出,两臂伸直,如推门状,呼吸三口。见图 364、图 365。

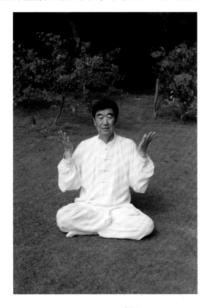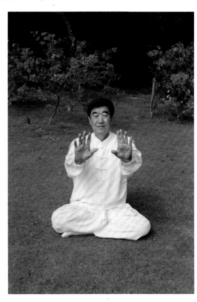

图 364　双手推门一　　　　　　　图 365　双手推门二

（5）舒肱理脉式。接上式，双掌收至两肩窝，再向两侧推出，掌心向外，呼吸三口。见图366、图367。

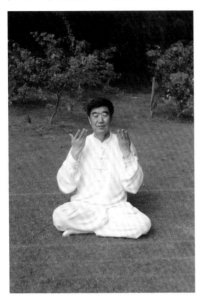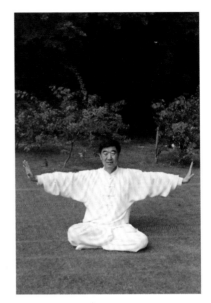

图366　舒肱理脉一　　　　　　　　图367　舒肱理脉二

（6）虚托开胃式。接上式，双掌从两侧收回，掌心朝上，再上旋翻掌上托，拇指朝前，呼吸三口。见图368。

（7）三山峙立式。接上式，双掌从上而下，落至两肩之上，掌心相对，双掌与头呈三山鼎力式，眼视前方，呼吸三口。见图369。

（8）疏肝理肺左式。接上式，左手抱右肋，右手向左侧伸出，掌心朝下，眼视右手，呼吸三口。见图370。

（9）疏肝理肺右式。接上式，右手抱左肋，左手向右侧伸出，掌心朝下。呼吸三口。见图371。

（10）盘坐横肱式。接上式，双掌分别向两侧摆，两肘与肩平，两掌横于胸前，掌心向下，呼吸一口。见图372。

（11）十字通关式。接上式，双臂向两侧伸出，掌心朝下，呼吸一口。见图373。

（12）一团和气式。接上式，双掌收回两腋前，掌心相对，掌指朝上，呼吸一口。见图374。

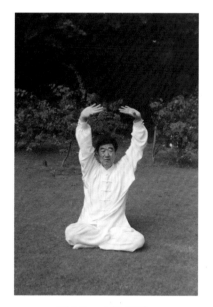

图 368　虚托开胃

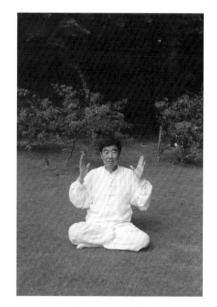

图 369　三山峙立

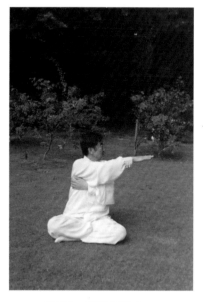

图 370　疏肝理肺左

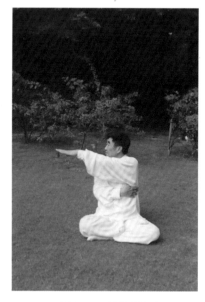

图 371　疏肝理肺右

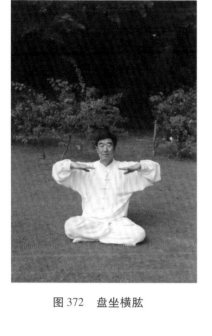

图 372　盘坐横肱

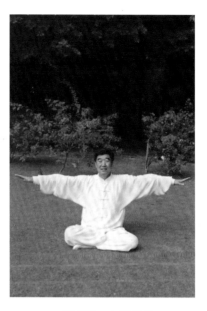

图 373　十字通关

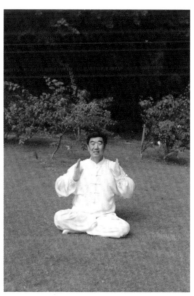

图 374　一团和气

妙智養生功

（13）定气还原式。接上式，双掌合十，呼吸一口；接着，双掌相叠，左掌在下，右掌在上，掌心朝上，呼吸三口，收式。见图375、图376。

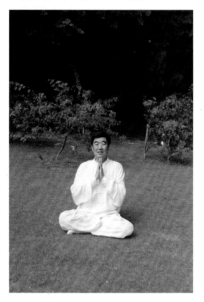
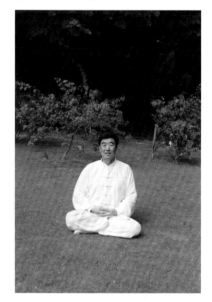

图375　定气还原一　　　　　　　　图376　定气还原二

3.饮食调理法

（1）"八珍汤"能达到气血双补。选用当归10克，川芎5克，白芍8克，熟地15克，人参3克，白术10克，茯苓8克，炙甘草5克，与之炖鸡或炖肉均可。每月喝上三碗"八珍汤"，可以补养气血，增强体质，延缓衰老。气血是生命之基，"八珍汤"是调气血、安五脏的最佳选择。

（2）晨吃三片姜，如喝人参汤。大雪是进补时节，除食补之外，要养精神、调饮食、练形体、慎房事、适温寒，以达到综合调养之目的。

（3）冬季要多吃萝卜。俗话说："冬吃萝卜夏吃姜，不用医生开药方。"羊肉炖萝卜，可以补体内阳气，温暖五脏，还可以消食化气，清热解毒。另外，天冷风寒，围巾别离身，温颈护胸口，寒气少来袭；养阴多喝水，睡觉少穿衣。

二十二、冬至养生

冬至是阴阳转换时刻,即阴极阳生,也意味着进入数九天,此时应平心静气,待阳气自然而然萌发。冬天养生,要静神少虑,劳而勿过,节欲保精,谦和辞让,敬人持己,知足不辱,知止不殆。注重精神摄养。"自身有病自身知,身病还将心自医,心境静时身亦静,心生亦是病生时。"要审慎调食,顺时奉养,懂得"人最善者,莫若常欲乐生"。

冬至养生的最佳方法有:

1. 经络疏通法

(1)温关通窍法。两手一抄两劳宫穴,分别护住内关穴,并两手相互按揉内、外关穴各81下,可以养心安神,缓解疲劳,调节睡眠,增强体质。

(2)手肘力争法。盘坐,左手按住膝部,手指朝外,右手挽住左肘关节,用力向右拉,力争3~5秒,再转换右肘,左右各15次。可除腕肘风湿热毒、转筋。

(3)搓涌泉法。盘坐,左手捏住左脚趾,右手掌跟搓左脚涌泉穴81次;反之,右手捏住右脚趾,左手掌根搓右脚涌泉穴81次,可除湿热。

(4)前俯压膝法。平坐,两腿前伸,左右分开,与肩同平,两手半握拳按在膝上,使肘关节分别斜向左右前方,拳眼向腰,拳心朝外,身体前俯,极力压膝。重心后移,又轻轻按膝,如此15次。主治:手足经络寒湿,胸满肋痛脐痛。

2. 妙智养生(冬至)功法

(1)入静调息式。双盘坐或单盘坐,亦可自然盘坐,两手拇指按住无名指跟横纹,轻轻握固,放在两膝之上,挺起脊梁,舌抵上腭,两眼微闭,内视丹田,两耳凝蕴,内听气息。静守5～10分钟(眼观鼻、鼻观心、心观肾、肾观丹田),以保养元气。见图377。

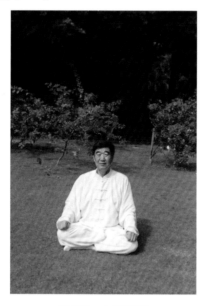

图377　入静调息

(2)意守玄关(即眉心穴)式。接上式,两手掐子午诀,左手拇指、中指相交,右手拇指从左手中拇指诀中穿过按住无名指指跟横纹,两眼微闭,意守玄关5～10分钟(会出现不同的图像,顺其自然,不要执着,用五官去感受美好的境界)。见图378。

(3)跌坐交关式。接上式,坐式不变,双手从两侧向上到眼前相握交关,架于胸前,呼吸三口。见图379。

(4)向前提缰式。接上式,将两手交关之拳向前伸出,如提着马缰状,呼吸一口。见图380。

(5)向前抛缰式。接上式,双掌收回,上旋翻掌向前推出,如抛缰状,呼吸一口。见图381。

(6)左右分缰式。接上式,双手向里轻轻推气至两胸,再向两侧推出,掌心朝外,呼吸一口。见图382。

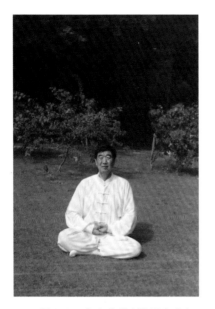
图 378　意守玄关（即眉心穴）

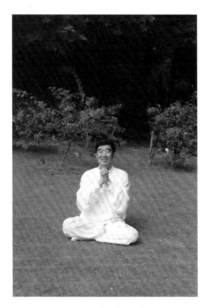
图 379　趺坐交关

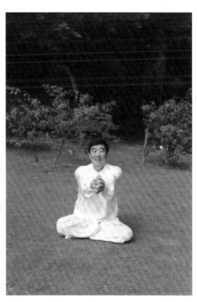
图 380　向前提缰

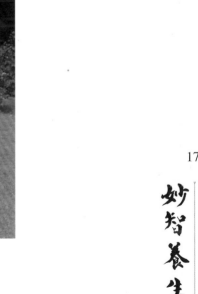

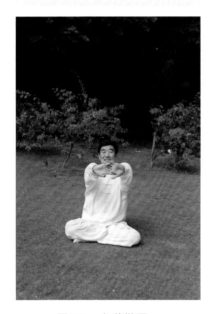

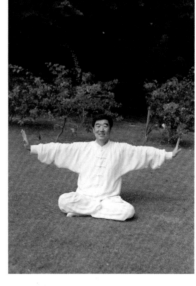

图 381　向前抛缰　　　　　　　　图 382　左右分缰

（7）龙驹吊尾式。接上式，双掌从两侧收至闾尾处合掌，掌指朝后，眼视前方，呼吸一口。见图 383。

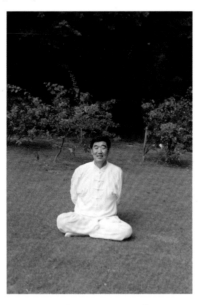

图 383　龙驹吊尾

（8）跌坐攀杨式。接上式，双手从后向两侧，再向头上举起，掌心相对，呼吸三口。见图384。

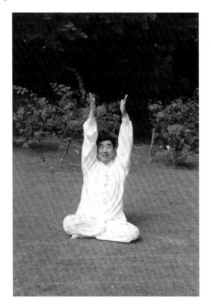

图384　趺坐攀杨

（9）双手虚托式。接上式，双手下收至脑后，再翻转上举托天，掌指相对，掌心朝上，如托重物，呼吸三口。见图385。

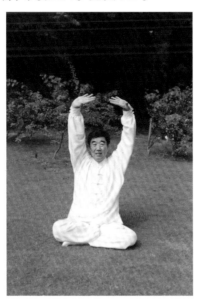

图385　双手虚托

（10）退符排阴式（排病气）。接上式，双腿伸直，两手自然按至两膝上，两眼微闭，意想病气、毒气、浊气从头而下，经上三焦到腿至涌泉穴排出，抛到九霄云外，呼吸三口，排气三次。见图386。

（11）仙人洗脸式。接上式，双腿再盘坐，双手拇指掐诀仰掌放在双膝上，呼吸一口，双手搓掌至热，用两劳宫穴按住双眼，意想眼睛在吸取劳宫的热量，反复做三次；在用双掌干洗脸，从额头至下颔经耳后，变为十指挠头发，干洗21至36次，睁开双眼，收功。见图387。

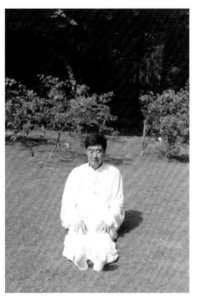 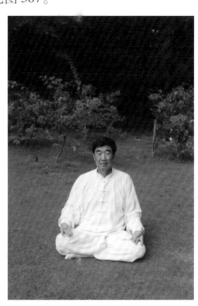

图386 退符排阴式（排病气）　　　图387 仙人洗脸

3. 饮食调理法

（1）苁蓉补阳粥。冬至，温补肾阳。将15克苁蓉，加适量羊后腿肉和大米煮成粥，早晚空腹食用，可以调解肾阳虚，但不能贪多求快，需细水长流。

（2）多吃卷心菜，健脾又养胃。《本草纲目》记载，卷心菜，煮食甘美，其根茎冬不死，春亦有英，生命力旺盛，亦称"不死菜"。卷心菜营养丰富，有健脾养胃，行气止痛之功效。

二十三、小寒养生

小寒正在三九天时,是一年中最冷的时候。肾主一身之阳,肾阳充足才是健康强壮的根本。此季节,壮阳强肾是不可忽视的功课。

小寒养生的最佳方法有:

1. 经络疏通法

(1)早敲胆经。可以促进排毒,增强免疫力。大腿外侧沿外裤线的位置为胆经。早上起床后,沿线来回敲打10分钟,哪儿痛,重点敲哪儿,可以排除淤积的毒素。

(2)晚按肝经。大腿正内侧是肝经。晚上睡觉前把双腿弯曲打开,先从左腿开始,双手相叠,按在大腿根部,稍用力向前推到膝盖,反复几十遍后再改换右腿。可以疏通肝经,使肝胆在睡眠中能充分排毒,可以生发阳气,充沛精力,改善生活质量。

(3)转头虎视法。盘坐,右大腿压在左小腿上,右小腿稍向前放,左手掌按在右脚掌的上方,右手极力向上托天,手心朝上,指尖朝右,转头目视上托之掌。左右交换各15次。然后叩齿36次,鼓漱36次,咽津三口,吐纳收功(可以营卫气蕴,治疗胃脘痛、腹胀等)。

(4)"吹"字养肾秘诀。身体直立,两手合谷穴对着腰眼,沿两肋向前上方提至额前,使双掌劳宫对着膻中穴,同时吸气;接着读"吹"字,同时双掌逐渐下行,两腿逐渐弯曲,直至双手抱着双膝为止,接着,轻松站直,调息一口,再做下一次,反复做3~6次。

2. 妙智养生(小寒)功法

(1)定气合神式。双腿盘坐,将双手叠抱于丹田处,左手在下,右手在

175

上,掌心朝上,呼吸三口。见图388。

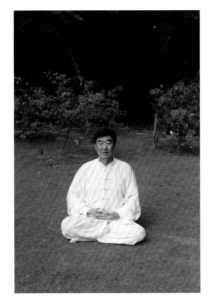

图 388　定气合神

（2）摘星换斗左式。接上式,将左手由左向上举过头,掌心朝上,眼观左手,右手反背于命门处,呼吸三口。见图389。

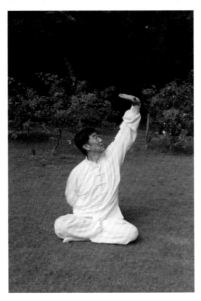

图 389　摘星换斗左

（3）九鬼拔马刀（右）式。接上式，左手由前向右，向后绕头至左手及小臂扶住头颈，两眼看右上方，呼吸三口。见图390、图391。

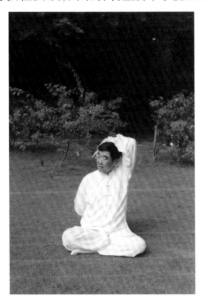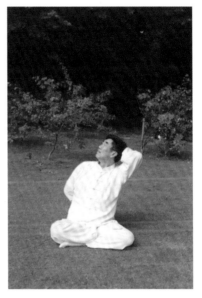

图390　九鬼拔马刀（右）一　　　　　图391　九鬼拔马刀（右）二

（4）回头望月式。接上式，姿势不变，将头转正，以腰为轴带动头向右后方扭头，吸气一口，接着头向左转回至右前方，呼气一口，反复转动3次，呼吸三口。见图392、图393。

（5）开弓打弹左式。接上式，将左右手依次同时向左划弧，接着右手变拳后拉至右肩前，左掌向左推出，成开弓打弹状，眼视左手。呼吸一口，见图394。

（6）摘星换斗右式。接上式，双掌叠抱于丹田处，成定气和神式，呼吸一口，再将右手由右向上举过头，掌心朝上，眼观右手，左手反背于命门处，呼吸三口。见图395、图396。

（7）九鬼拔马刀（左）式。接上式，右手由前向左向后绕头至右手及小臂扶住头颈，两眼看左前方，呼吸三口。见图397。

（8）回头望月式。接上式，姿势不变，将头转正，以腰为轴带动头向左后方扭头，吸气一口，接着头向右转回至右前方，呼气一口，反复转动三次，呼吸三口。见图398、图399。

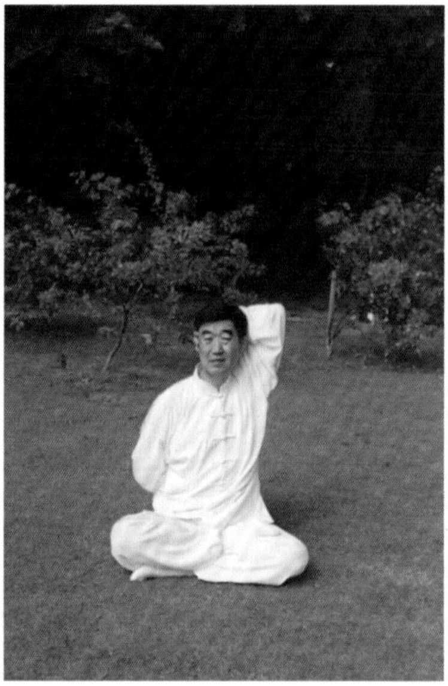

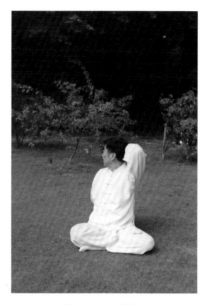

图 392　回头望月一

图 393　回头望月二

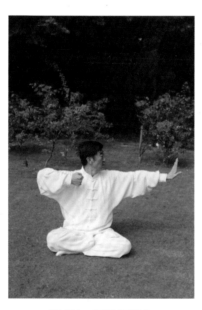

图 394　开弓打弹左

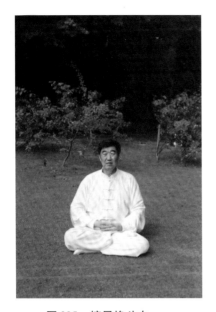 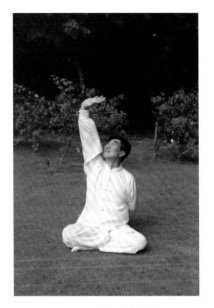

图 395　摘星换斗右一　　　　　　图 396　摘星换斗右二

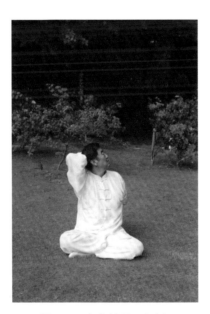

图 397　九鬼拔马刀（左）

妙智養生功

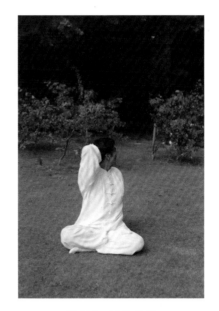

图 398　回头望月一　　　　　　　　图 399　回头望月二

（9）开弓打弹右式。接上式,将右左手依次同时向右划弧,接着左手变拳后拉至左肩前,右掌向右推出,成开弓打弹状,眼视右手。见图400。

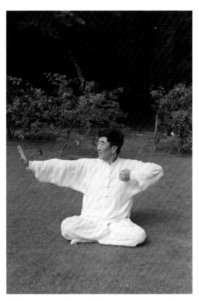

图 400　开弓打弹右

（10）十字通关式。接上式，双手向左右平伸，掌心朝下，呼吸一口。见图401。

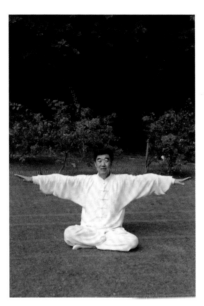

图401　十字通关

（11）左掌采气式。接上式，双掌收放至两膝上，掌心朝上，呼吸一口；接着，左掌收回至左肩，再探掌向下向左伸出，掌心朝外，呼吸一口，再将左掌收回于左膝上。见图402、图403。

（12）右掌采气式。接上式，右手收回至右肩再探掌向下，向右伸出，掌心朝外，呼吸一口，再将右掌收回于右膝上。见图404、图405。

（13）十指舒心式。接上式，双掌上提至胸，再从两腋向两侧下探推出，掌心朝外，呼吸三口。见图406、图407。

（14）定气还原式。接卜式，双掌环抱，叠放于丹田处，左手在下，右手在上，掌心朝上，呼吸三口，收式。见图408。

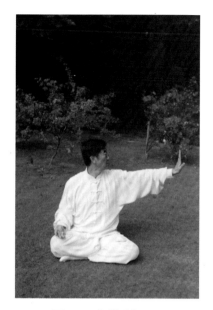

图 402　左掌采气一

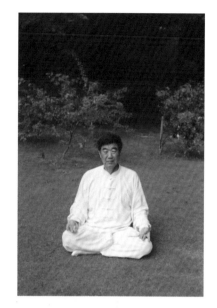

图 403　左掌采气二

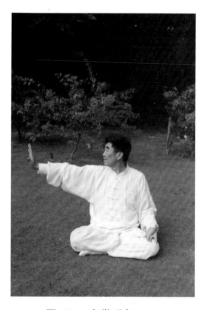

图 404　右掌采气一

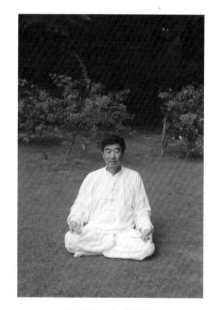

图 405　右掌采气二

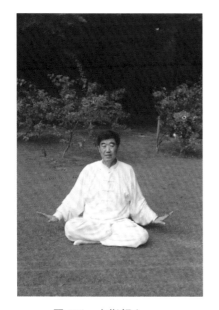

图 406　十指舒心一

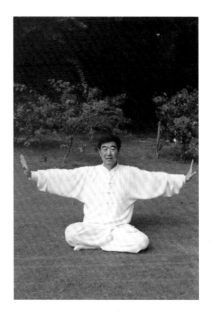

图 407　十指舒心二

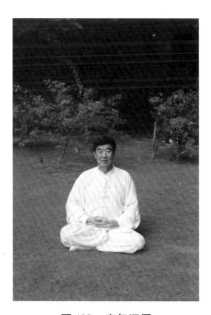

图 408　定气还原

妙智養生功

3.饮食调理法

（1）淫羊菟丝酒。可以补肾壮阳，可以辅助治疗肾阳虚导致的腰腿疼、高血压、咳喘，也可以改善骨质疏松、四肢无力、记忆力减退。用淫羊藿30克、菟丝子80克泡酒，两周后开始喝，一天一小杯，一直喝到立春。

（2）当归生姜羊肉汤。取当归20克，生姜30克，羊肉500克，黄酒调料适量，将羊肉洗净切为肉丁，加入以上配料、调料煮1～2小时后，食肉喝汤，有温中补血、祛寒强身的作用。

二十四、大寒养生

大寒是一年的最后一个节气，也是节气养生的开始，又是风季的开始。此季节必须防风御寒，以免邪气侵入体内。养生的重点是调节肝胆经，以疏散瘀滞，生发阳气。

大寒养生的最佳方法有：

1. 经络疏通法

（1）双手推四门。四门即两肋的章门和期门，章门属肝经会穴，又是脾的募穴，叫以治疗脾虚与情志抑郁；期门是肝的募穴，能梳理肝气，是治疗肝胆、乳房疾病的要穴。把双手放在两侧肋部用力下推，就能打通肝经。两面各推81次。

（2）按揉太冲穴。太冲是肝经的原穴，专门疏肝解郁，调和经血，调解个人的脾气（太冲穴在脚拇指与中指上方的塌陷处）。以拇指推揉或按揉各81下。

（3）仰俯转移法。单腿跪坐，左腿跪，右腿伸，臀部坐在后脚后跟上，上体后仰，两手臂在身后左右侧撑地，指尖朝斜后方，重心后移再前移，左右交换各15次。然后叩齿36次，鼓漱36次，咽津三口，吐纳收功（治疗：经络蓄积邪气，舌根疼痛，腹胀肠鸣，足踝肿胀）。

2. 妙智养生（大寒）功法

（1）定气和神式。双腿盘坐，双掌环抱于丹田处，左手在下，右手在上，呼吸三口。见图409。

185

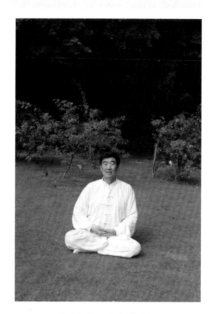

图 409　定气和神

（2）珈趺打恭（上）式。接上式，双掌合十，呼吸一口，接着，将双掌由前向上抬举至头上方，呼吸三口。见图 410、图 411。

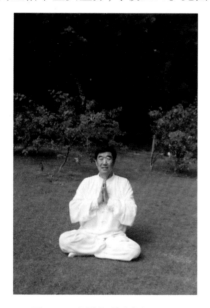

图 410　珈趺打恭（上）一

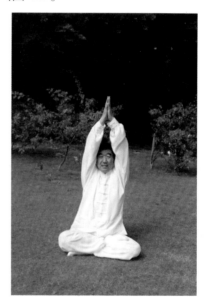

图 411　珈趺打恭（上）二

（3）珈趺打恭（下）式。接上式，双掌由上而下，再伸向前下方，掌指朝前,眼视双掌,呼吸三口。见图412。

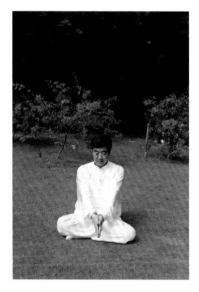

图412　珈趺打恭(下)

(4)游鱼摆翅式。接上式,将双掌从两侧向后摆至闾尾处合掌,掌指朝后下方,呼吸三口。见图413。

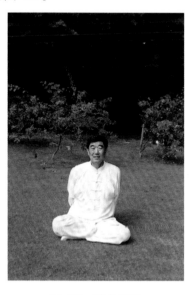

图413　游鱼摆翅

(5)托气升空式。接上式,将双手从后向上直接升起,高举于两肩上方,

妙智養生功

ZIAOZHI YANGSHENG GONG

掌心相对,呼吸三口。见图414。

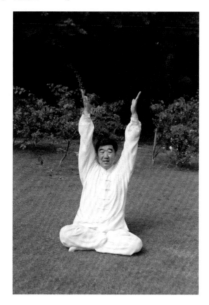

图414　托气升空

(6)合掌收气式。接上式,双手合掌,眼视前方,呼吸三口。见图415。

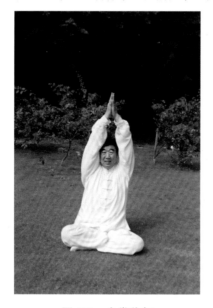

图415　合掌收气

(7)韦陀背杵式。接上式,将小肘向后弯曲,双掌由上而下,背至脑后大椎上方,如背杵状,掌指朝后下方,呼吸三口。见图416。

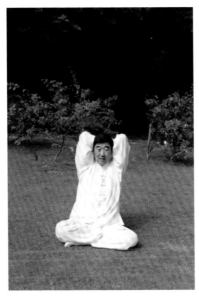

图416　韦陀背杵

（8）伏耳抱柱式。接上式,双掌根向前,以掌跟掩住两耳根,抱柱后脑勺,接着,双臂向后开,吸气一口;再向前合,呼气一口;共开合三次,呼吸三口。见图417、图418。

（9）雄鹰展翅式。接上式,双臂成分开状,向前猫腰低头,呼吸一口,接着,双掌从脑后分开,由下而上,而斜后方举起,身体前倾,昂头,掌心反向上,掌指朝后,呼吸三口。见图419、图420。

（10）海底捞月式。接上式,双掌从两侧翻转向前,如海底捞月状,托举于两肩前上方,掌心朝上,眼视前方,呼吸三口。见图421。

（11）一团和气式。接上式,双掌放于两肩前方,掌心相对,呼吸一口。见图422。

（12）醍醐灌顶式。接上式,双掌合十,呼吸一口,再将双手举过头顶,仰头望掌,呼吸三口。见图423。

（13）珈趺归原式。双掌合十于胸前,呼吸一口。见图424。

（14）定气合神式。接上式,双掌叠抱于丹田处,左掌在下,右掌在上,掌心朝上,呼吸三口,收功。见图425。

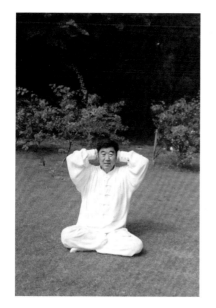

图417　伏耳抱柱一

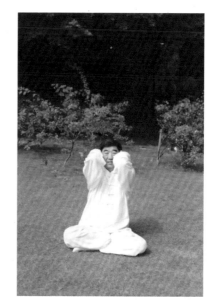

图418　伏耳抱柱二

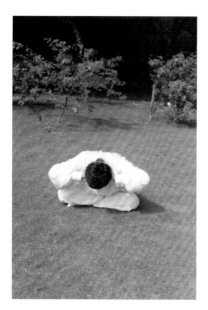

图419　雄鹰展翅一

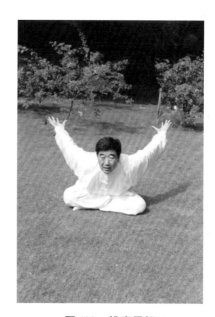

图420　雄鹰展翅二

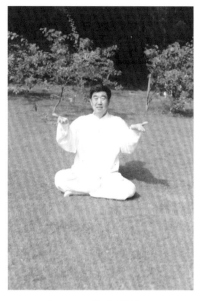

图 421　海底捞月

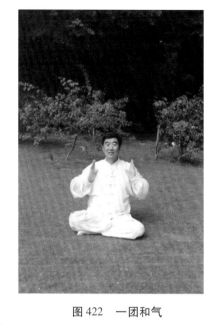

图 422　一团和气

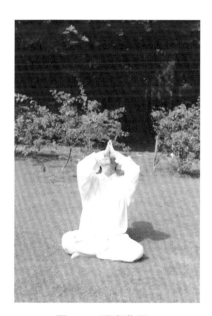

图 423　醍醐灌顶

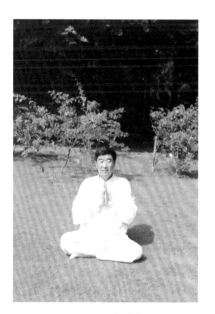

图 424　珈趺归原

妙智養生功

MIAOZHI YANGSHENG GONG

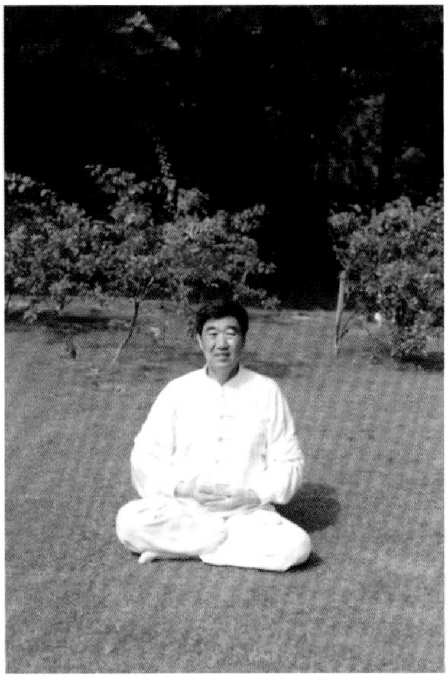

图425　定气合神

3.饮食调理法

（1）黄花合欢汤。可以健脑、解忧、抗衰老，也可以解除烦躁、焦虑及睡眠不好的问题。选用黄花菜25克，合欢花10克，加水煮半个小时，再用药汁兑蜂蜜，睡前喝一杯，症状改善后可一周喝两次，用以巩固。黄花菜可以除烦安神，合欢花可以疏解郁闷、安神活络，两样配合，专治虚火上炎导致的烦躁不安、失眠健忘。

（2）肉桂山楂粥。取肉桂4克，山楂30克，粳米50克，红糖适量，先将肉桂用水煮20分钟，再放入山楂、粳米、红糖煮烂后即可食用，能温补肾阳，活血化瘀。

大寒到立春，正是由冬藏到春生的转轨期。此时期应"起居有常，养其神也;不妄劳作，养其精也。"早睡晚起，劳逸结合，才能养精蓄锐，生发阳气。在饮食方面，应该是温补类、深色类食物双管齐下，运动要适量，最好在出太阳后再运动。

结 束 语

中华武术源远流长,养生文化灿若星河,真可谓功理精湛,博大精深。

本书之作酝酿于五年前,虽然笔拙,但也是本人毕生的心血,并实现了一份传播民族文化的心愿。

本人创编《妙智八极飞虎拳》和《妙智八极飞龙掌》是在20世纪80年代中期,目的是想集各家之长弘扬民族文化,使中华武术这颗璀璨的明珠能永放光芒。现在出书随时间略晚,但也是抛砖引玉,意在唤起更多的武术爱好者能够深入研究和弘扬中华武术。

本人创编《妙智养生功》动念于2010年,那是因为自己在修炼《易筋经》和《洗髓经》的实践中受益匪浅,体会颇深,加之深入研读了《黄帝内经》《道德经》等养生方面的理论,使自己对养生健身又有了新的认识。自己认为:人的生命与大自然变化是同一的,大自然气候的变化必然影响着人的身体功能的变化,要养护好身体五脏六腑、经络血脉和筋骨皮肉的能力,必须要顺应气候的变化进行重点突出的保健运动,再加之饮食调理,经络疏通,打坐修心,必然能事半功倍取得超凡的效果。在这个思想指导下,我实践了两年,感到效果非常突出,多年的颈椎病好了,血压、血脂都正常了,精气神像年轻时一样特别旺盛。为此我萌发了出书的念头,一定要将自己的所学、所悟、所得传授给更多的人,让天下广大智慧觉悟的人都能健康长寿。

本人在写作此书期间,得到了很多领导、同事和热心朋友的无私关心和帮助,值此,特别署名致以诚挚的感谢!

感谢我的恩师张文玉先生,赵文元先生,刘焕军先生的授徒传艺之恩!

感谢中国人民政治协商会议内蒙古自治区委员会主席任亚平先生多年

193

来对我的真诚关心和热情支持！感谢他为本书的正式出版题词。

感谢中国武术协会主席高小军先生为本书的出版提供了很多指导意见；更感谢高小军先生为本书题写序言。

感谢国家体育总局武术研究院秘书长、国家武术研究院专家委员会执行专家、中国武术协会段位制办公室主任康戈武先生对本书出版给予的热情关心、指导和帮助。

感谢中国著名书画艺术家、中华文化大使沈学仁先生为本书题写书名。

感谢中国书法家协会理事，原内蒙古自治区赤峰市书法家协会主席，"全国神龙大奖赛优胜奖"获得者王福全先生，为本书的书名题字。

感谢我的师弟、当代书画家张贵民先生，为本书的编写给予的热情指导和支持；感谢山东书法家崔鹏举、孙鸿璋先生，为本书的书名题字！

感谢我的挚友周纯杰、郭刚、晓峰先生为此书的顺利出版在协调、设计、编辑等方面所付出的宝贵心血和辛勤劳动！

感谢我的同事、亲人和朋友李其辞、朱捷、赵建、潘立武、吴涛先生为我的书打字、校稿、照相、录像、配图编辑所付出的辛勤劳动！

借此机会，我还要感谢我的父母、兄弟姐妹、妻子儿女、师兄师弟、徒子徒孙多年来在习武练功方面给予我的热情支持、真挚理解和无私帮助！

朱会军

二〇一五年十月廿八日